阅读图文之美 / 优享快乐生活

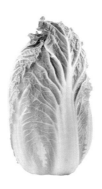

常见蔬菜图鉴

付彦荣　主编

江苏凤凰科学技术出版社 · 南京

图书在版编目（CIP）数据

常见蔬菜图鉴 / 付彦荣主编. — 南京：江苏凤凰
科学技术出版社，2017.4（2022.5 重印）
（含章·图鉴系列）
ISBN 978-7-5537-5611-0

Ⅰ.①常… Ⅱ.①付… Ⅲ.①蔬菜 – 食物疗法 – 图集
Ⅳ.①R247.1–64

中国版本图书馆CIP数据核字(2015)第257679号

含章·图鉴系列

常见蔬菜图鉴

主　　　编　　付彦荣
责 任 编 辑　　汤景清　祝　萍
责 任 校 对　　仲　敏
责 任 监 制　　方　晨

出 版 发 行　　江苏凤凰科学技术出版社
出版社地址　　南京市湖南路 1 号 A 楼，邮编：210009
出版社网址　　http://www.pspress.cn
印　　　刷　　天津丰富彩艺印刷有限公司

开　　　本　　880 mm × 1 230 mm　1/32
印　　　张　　6.5
插　　　页　　1
字　　　数　　250 000
版　　　次　　2017年4月第1版
印　　　次　　2022年5月第2次印刷

标 准 书 号　　ISBN 978-7-5537-5611-0
定　　　价　　39.80元

图书如有印装质量问题，可随时向我社印务部调换。

前言

　　蔬菜是人们日常饮食中必不可少的食物之一。人体需要的许多营养都来自平常食用的蔬菜。蔬菜中所含的主要物质是水分，为 70%～90%，还含有很少的蛋白质、糖类、脂肪、无机盐、纤维素等。除此之外是多种矿物质、维生素和膳食纤维，对人体的生理活动有着重要的作用。

　　日常生活中，成年人每天需要摄入 200～500 克蔬菜才能满足身体的需要。蔬菜含叶酸、胡萝卜素、维生素 C 等维生素和钙、钾、铁等矿物质，其中维生素 C、胡萝卜素及叶酸在黄、红、绿等颜色蔬菜中含量较高，绿叶蔬菜则含有较多的钙、磷、钾、镁等矿物质及铁、铜、锰等微量元素，蔬菜所含的钙、磷、铁易被人体吸收，因而成为身体所需矿物质和微量元素的重要来源。

　　中医认为，药食同源。蔬菜不仅能提供维持人体健康所必需的营养物质，如果能了解并利用好它的功效，蔬菜对预防和辅助治疗某些疾病还有一定的作用。我们都知道，姜能驱除寒气，用姜泡茶可以暖身；女性在经期过后处于虚弱状态，吃点菠菜、胡萝卜等可以补充气血和能量；在炎热的夏季吃些清火的苦瓜，不仅能祛除火气，还能宁心安神……如果你了解了蔬菜的这些药用价值，自己就成为半个医生了。

　　蔬菜所涉及的种类极其繁多，各自所含的营养成分也不尽相同，要想详细地了解它们各自的功效以及药用价值，并不容易。怎样才能选到适合自己的蔬菜呢？本书将生活中常见的蔬菜按照茎叶类、豆类、茄果瓜类、根菜类、食用菌类和其他类分为 6 大类别，并配以高清彩色大图，详细图解各种蔬菜，标注出该种蔬菜的别名、科属、营养分析、习性、分布、食用部位、小贴士等内容，让你对蔬菜进行全方位的了解。这样，你就可以根据不同时令和自己的身体状况来选择适合自己及家人的蔬菜，让食疗养生变得更加简单、方便、有效。

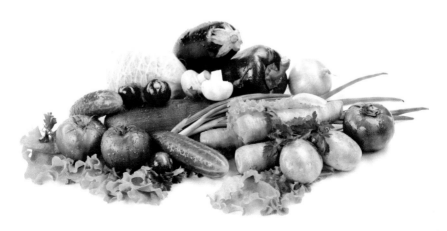

阅读导航

每种蔬菜在通常的名称之外，
还有另外的一种或几种名称。

详细介绍蔬菜营养
成分和食疗功效。

介绍了各种蔬菜的
地理分布。

别名：芸薹、寒菜、胡菜、苦菜、薹芥、瓢儿菜
科属：十字花科，芸薹属

菜心

一年生草本植物，直根系，茎直立，分枝
较少，株高 30~90 厘米。叶互生，基生叶匍
匐生长，椭圆形；茎生叶和分枝叶无叶柄；总
状无限花序，着生于主茎或分枝顶端，花黄
色，4 瓣，为典型的十字形。长角果条形；
种子球形，紫褐色。

◎ 营养分析：含有胡萝卜素、维生素 A、
维生素 C、维生素 E、蛋白质、纤维素、钾、
钙、钠、磷、镁、铁、硒、锰、铜和锌等物质，
可帮助增强机体免疫力。

◎ 生长习性：要求生长在土层深厚、肥沃、水
分适宜的土壤中。土壤 pH 在 5~8，以弱酸或
中性土壤最为适宜。

◎ 地理分布：新疆、甘肃、青海和内蒙古等地。

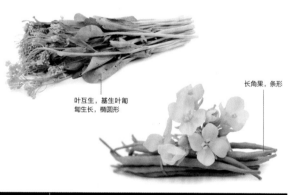

花黄色，4 瓣，
为典型的十字形

茎直立，分枝较少，
株高30~90厘米

长角果，条形

叶互生，基生叶匍
匐生长，椭圆形

有些蔬菜的茎叶可
以食用，有些蔬菜
的根、花、果实可
食用。

食用部位：茎叶　小贴士：嫩茎叶可炒、烧、炝、扒，菜心可做配料

○ 品种鉴别:

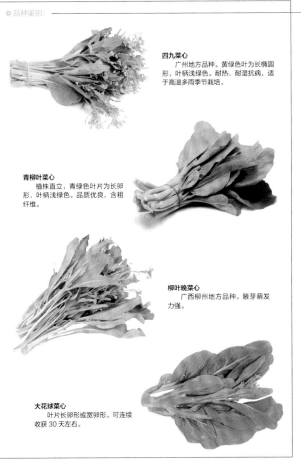

四九菜心
　　广州地方品种。黄绿色叶为长椭圆形，叶柄浅绿色。耐热、耐湿抗病，适于高温多雨季节栽培。

青柳叶菜心
　　植株直立，青绿色叶片为长卵形，叶柄浅绿色。品质优良，含粗纤维。

柳叶晚菜心
　　广西柳州地方品种。腋芽萌发力强。

大花球菜心
　　叶片长卵形或宽卵形。可连续收获 30 天左右。

每种蔬菜的不同品种介绍，并配以高清美图，便于读者辨认。

第一章 茎叶类蔬菜 25

目录

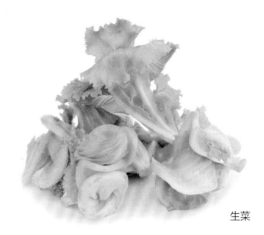
生菜

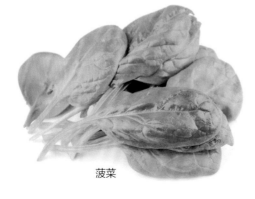
菠菜

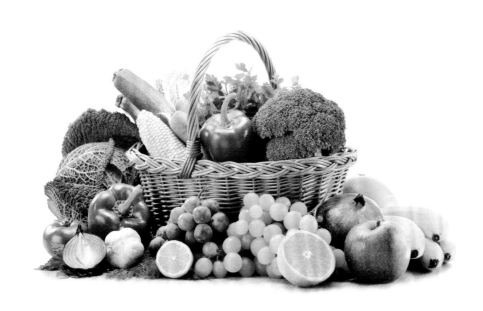

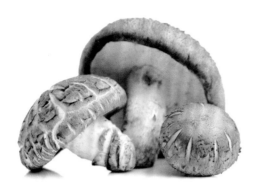

香菇

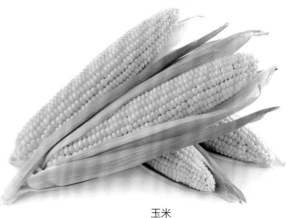

玉米

蔬菜的类别与营养

　　蔬菜的形态千差万别，一般按照其可食用部位进行分类，包括茎叶类、豆类、茄果瓜类、根菜类和食用菌类。然而还有一些蔬菜并不符合以上类别的特征，故将其归为其他蔬菜类。由于不同种类的蔬菜所侧重的营养不同，每个人的体质也不一样，因此所适合食用的蔬菜也不相同。比如寒性体质的人以及月经期女性就要多食温热性蔬菜，如韭菜、姜、蒜等；热性体质的人则要多食寒凉性蔬菜，因为寒凉性蔬菜可达到清凉、调节的作用，如苦瓜、萝卜和冬瓜等。到底哪些蔬菜适合你呢，快来了解一下吧！

茎叶类

　　有很多蔬菜的可食用部分是其茎部和叶子，比如芹菜、茼蒿、香菜、苋菜等，我们称这类蔬菜为茎叶类蔬菜，此类蔬菜是无机盐和维生素的重要来源，含有较多的胡萝卜素、维生素 C，并含有一定量的维生素 B_2。

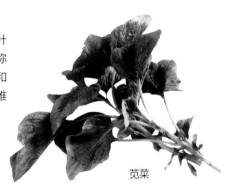

苋菜

豆类

　　豆类蔬菜包括豇豆、豌豆等，这类蔬菜是单心皮发育而成的果实，以嫩荚或籽粒为可食用部分，大多富含蛋白质，且维生素 B_1、维生素 B_2 和烟酸的含量也高于其他蔬菜，经常食用对人体极为有益。

豇豆

茄果瓜类

　　茄果瓜类蔬菜主要包括西红柿、辣椒、茄子、黄瓜、南瓜和丝瓜等，可食用部位是其果肉。大部分在夏秋季节上市，产量高，采收期长，是人体获取无机盐与维生素的重要来源，且含有较多的碳水化合物和蛋白质以及粗纤维，具有很高的保健价值。

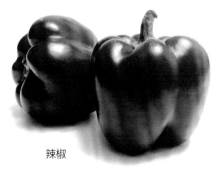

辣椒

根菜类

这类蔬菜的可食用部分是肉质根或块根，又可作为粮食，如山药、芋头等，均含有较多淀粉，可为身体提供热量。其所含的蛋白质、无机盐和维生素一般很少，但胡萝卜、红薯除外。

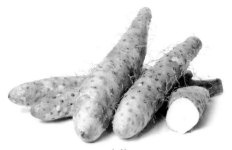

山药

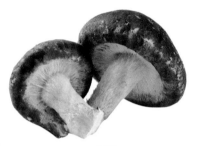

香菇

食用菌类

这类蔬菜含有独特的营养物质，是一种低脂肪、高蛋白、富含维生素和矿物质，并具有消炎、防癌功效的食疗佳品，并且大多数菌类蔬菜都含有维生素 B_{12}、维生素 D 和一些微量元素。

其他蔬菜类

这类蔬菜包括花类、藻类等不太常见的蔬菜种类。在我国，花类比较受人们欢迎，通常会用南瓜花等做果酱、果汁。此外，还会将黄花菜等作为食材食用。花类含有丰富的胡萝卜素、花青素、维生素和矿物质，具有美容养颜、提高免疫力、保护视力以及防癌抗癌等功效。

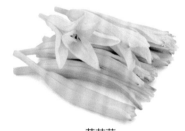

黄花菜

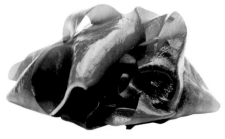

海带

其他类中的藻类通常包括海藻、海带、裙带菜等，在我国的沿海地区比较常见。它们含有丰富的碘等矿物质元素，而且热量低、蛋白质含量中等，具有降血脂、降血糖、调节免疫、抗凝血、抗肿瘤、排铅解毒和抗氧化的功效。

蔬菜的美容价值

芦荟

　　具有保湿、镇静皮肤、抗过敏的功效。有药用价值的芦荟果肉可直接敷脸，榨汁后可作为保湿喷雾，太阳晒后敷用有良好的效果。

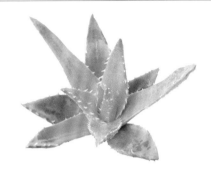

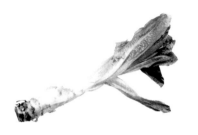

莴笋

　　具有收敛毛孔、抗衰老、防皱的功效。榨汁后可敷脸，稀释后可作为美容水使用，能紧致毛孔，滋润肌肤。

黄瓜

　　具有美白、镇静、保湿和消炎的功效。黄瓜切片后可敷脸，也可榨汁作为美容水使用，可镇静肌肤，消炎美白。

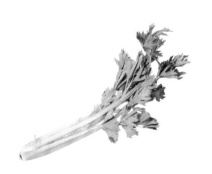

芹菜

　　具有抗老、防皱、活化肌肤的功效。芹菜榨汁后可敷脸，稀释后可作为美容水使用，能防止肌肤老化。

土豆

　　具有润肠通便、美白肌肤的功效。土豆切片后可直接敷脸，其所含的营养成分在抗老防病过程中有着重要的作用，能有效帮助女性身体排毒。

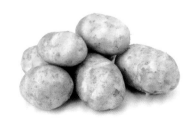

胡萝卜

具有抗氧化、美白肌肤、清除肌肤多余角质的功效，对油腻痘痘肌肤也有镇静舒缓的功效。胡萝卜含有丰富的果胶物质，可与汞结合，使人体里的有害成分得以排除，使肌肤看起来更加细腻红润。

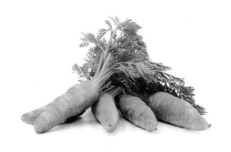

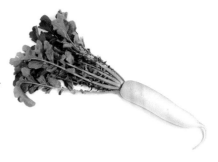

豌豆

具有祛斑驻颜、光泽肌肤的功效。豌豆含有丰富的维生素 A，具有润泽皮肤的作用。吃豌豆还有消肿、舒展皮肤的功能，能拉紧眼睛周围的皱纹。

白萝卜

具有抑制黑色素、防止脂褐质沉积的功效。白萝卜含有丰富的维生素 C，常食白萝卜可使皮肤白净细腻。

百合

百合鲜品除富含 B 族维生素、维生素 C 以外，还含有多种生物碱，具有养阴润肺、清心安神之功效，是营养滋润、美容护肤的佳品，是制养颜羹的首选。

西蓝花

西蓝花中含有丰富的维生素 C 和胡萝卜素，抗氧化能力很强。所以经常食用西兰花，不仅能促进健康，还能让人们的肌肤重现活力，延缓衰老。

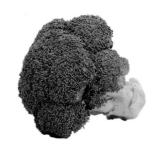

菠菜

菠菜有"营养模范生"之称，它富含类胡萝卜素、维生素 C、维生素 K 和丰富的矿物质，具有养血、止血、敛阴、润燥的功效。

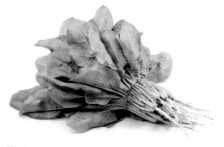

莲子

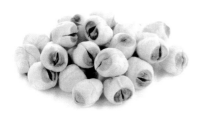

莲子的营养价值较高，并且含有丰富的蛋白质、脂肪、碳水化合物、钙、磷、钾等。其味甘、涩，性平，归脾、肾经，具有益心补肾、健脾止泻、固精安神的功效。尤其适宜更年期女性食用，不仅可健脑、增强记忆力，还能安神，帮助睡眠。

西红柿

西红柿中含有很多的维生素 C，可以有效的帮助人们美白肌肤，减缓皮肤衰老，抑制各种斑点的形成。同时，西红柿中还含有丰富的番茄红素，番茄红素具有很强的抗氧化活性，能抵抗衰老，增强免疫系统，减少疾病的发生；还能降低眼睛黄斑的退化、减少色斑沉着。

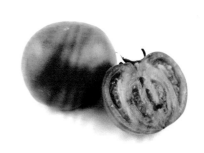

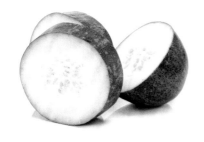

冬瓜

冬瓜不含脂肪，膳食纤维含量高达 0.8%，营养丰富且结构合理。冬瓜中所含的丙醇二酸，能有效地抑制糖类转化为脂肪，加之冬瓜本身不含脂肪，热量不高，对于防止人体发胖具有重要作用，可以帮助体形健美。

山药

山药含有多种微量元素、丰富的维生素和矿物质，尤其钾的含量较高，其所含热量又相对较低，经常食用，有减肥健美的作用。

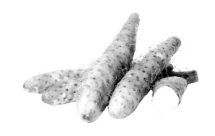

解密蔬菜的色彩密码

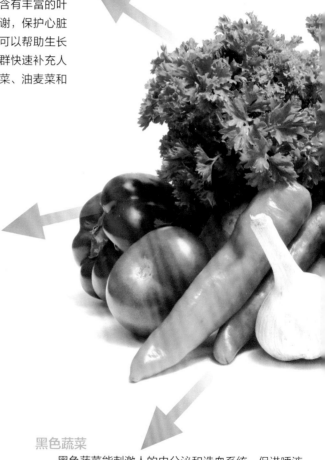

绿色蔬菜

绿色蔬菜含有丰富的维生素 B_1、维生素 B_2、维生素C、胡萝卜素及多种微量元素，对高血压及失眠患者有一定的镇静作用，并有益于肝脏。绿色蔬菜还含有丰富的叶酸，能够调节人体的新陈代谢，保护心脏的健康。经常食用绿色蔬菜可以帮助生长发育或患有骨质疏松症的人群快速补充人体所需的钙质。如茼蒿、菠菜、油麦菜和韭菜等。

红色蔬菜

红色蔬菜含番茄红素、单宁酸、胡萝卜素等营养物质，可以保护细胞，增强人体抵抗力，提高人们的食欲和刺激神经系统的兴奋。经常食用红色蔬菜，对增强心脑血管活力、提高淋巴免疫功能颇有益处。如西红柿、红辣椒、南瓜和胡萝卜等。

黑色蔬菜

黑色蔬菜能刺激人的内分泌和造血系统，促进唾液的分泌，能够明显减少动脉硬化、冠心病、脑卒中等疾病的发生概率。经常食用黑色蔬菜，有助于缓解气管炎、咳嗽、慢性肝炎、肾病、贫血、脱发和少年白头等。黑木耳含有一种能抗肿瘤的活性物质，可防治食道癌、肠癌、骨癌。如黑木耳和香菇等。

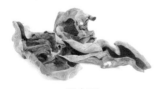

黑木耳

白色蔬菜

　　白色蔬菜对调节视觉和安定情绪有一定的作用，其脂肪含量大大低于肉类，特别适合高血压、心脏病、高脂血症和脂肪肝等患者食用，还具有益肺脏、清热解毒、润肺化痰的功效。如白萝卜、莲藕、茭白、竹笋和大蒜等。

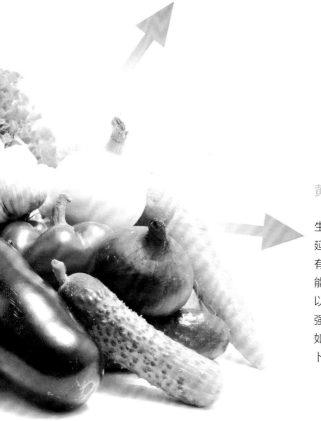

黄色蔬菜

　　黄色蔬菜含有丰富的维生素 E，能减少皮肤色斑、延缓衰老，对脾、胰等脏器有益，并能调节胃肠消化功能。经常食用黄色蔬菜，可以强筋健骨、有益脾胃、增强肝脏功能、促进新陈代谢。如南瓜、土豆、韭黄和胡萝卜等。

紫色蔬菜

　　紫色蔬菜有调节神经和增加肾上腺分泌的功效。紫茄子比其他蔬菜含更多维生素 P，它能增强身体细胞之间的黏附力，提高微血管的强力，降低脑血管栓塞的概率。如眉豆、紫茄子、紫菜薹等。

蔬菜的瘦身价值

白萝卜——消脂减肥

白萝卜含有的芥子油、淀粉酶和粗纤维，具有促进消化，加快胃肠蠕动的作用。同时芥子油还可以促进脂肪类物质更好地进行新陈代谢，避免脂肪在皮下堆积。

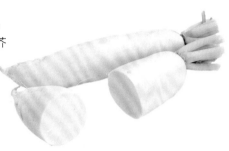

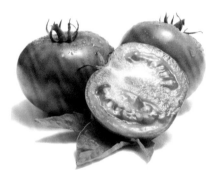

西红柿——去油排毒

肠道中如果堆积了太多的废物，就容易形成小肚腩。西红柿富含食物纤维，可以吸收肠道内多余的脂肪，将油脂和毒素排出体外。饭前吃一个西红柿，可以阻止脂肪被肠道吸收。长期坚持吃西红柿，便会远离小肚腩。

芹菜——减少热量

芹菜中纤维含量相当高，需要运动脸部肌肉用力咀嚼。一大棵芹菜中大概含有16~21焦尔的热量，但是咀嚼它需要消耗21~33焦尔的热量，进入肠胃中又需要大约21焦尔的热量。消化芹菜所需的热量就超过了它本身提供的热量，称得上是"越吃越瘦"的蔬菜。

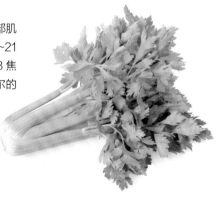

绿豆芽——清热消脂

绿豆芽含磷、铁以及大量水分，可防止脂肪在皮下形成。现代人多缺少纤维素，多吃绿豆芽对健康有益。炒时加入一点醋，不仅可以防止 B 族维生素流失，又可以加强减肥作用。

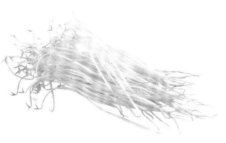

冬瓜——消脂利尿

冬瓜含有丰富的蛋白质、粗纤维、钙、磷、铁、胡萝卜素等，其所含的丙醇二酸，可阻止体内脂肪堆积。冬瓜还可以清热利尿，肥胖者大多水分过多，每天用冬瓜适量烧汤喝，可以起到减肥的效果。

菜花——有利瘦身

菜花富含膳食纤维，配合西红柿、洋葱、青椒等材料煲成瘦身汤，肚子饿的时候喝一碗，不仅热量低，还能填饱肚子。

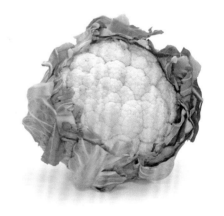

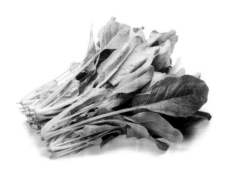

菠菜——排毒瘦身

菠菜可以促进血液循环，令距离心脏最远的腿部吸收到足够的养分，从而起到平衡新陈代谢、排毒瘦身的效果。

蔬菜的药用功效

芦笋——祛痰止咳

芦笋含有多种维生素和微量元素，尤其是维生素 A 和硒含量较高，不仅能抑制癌细胞的生长，还有止咳、祛痰的作用。

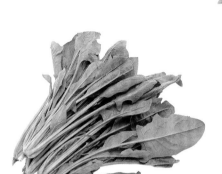

菠菜——稳定血糖

菠菜含有铬和一种类胰岛素样物质，能使血糖保持稳定，是 2 型糖尿病患者的食疗佳品。此外菠菜还有防治口腔溃疡、保护视力等作用。

香菜——养胃消脂

香菜富含多种维生素和矿物质。用葡萄酒浸泡香菜服用可治虚寒胃痛；热水泡香菜代茶饮可养胃消脂，减轻肠胃负担。但是服补药时不宜食用香菜。

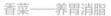

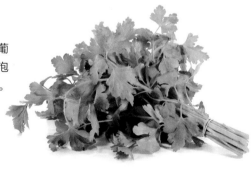

莲藕——清热润肺

莲藕味甘、性平，可以清热去火，润肺止咳。莲藕不仅含有铁、钙等微量元素，还含有丰富的植物蛋白质、维生素，有明显的补益气血、增强人体免疫力的作用。

南瓜——补血

南瓜含有丰富的维生素 A、B 族维生素、维生素 C 及矿物质，是补血之佳品。南瓜还含有大量的亚麻仁油酸、软脂酸、硬脂酸等甘油酸，长期食用可预防前列腺癌、动脉硬化、胃黏膜溃疡、糖尿病、中风等疾病。

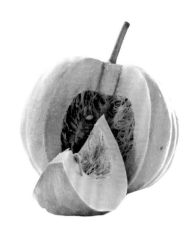

红薯——防癌抗癌

红薯中含有丰富的 $\beta-$ 胡萝卜素、维生素 C 和叶酸，食用后有助于提高体内遗传物质的抗氧化能力，从而起到防癌的作用。常食红薯还能维持人体正常的叶酸水平，降低罹患癌症的风险。

莴笋——开胃消食

食用莴笋能刺激体内消化酶的分泌，增强各消化器官的消化功能。适合消化功能减弱、消化道中酸性降低和便秘的患者长期食用。

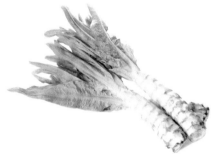

韭菜——润肠通便

韭菜富含粗纤维，对促进肠蠕动、防止便秘有好处。可炒食，可与红糖一起捣碎饮汁，也可以与生姜汁和牛奶同煮，热服。

蔬菜的搭配禁忌

蔬菜营养丰富，常食有强身健体的功效。但每种蔬菜所含营养不同，这就决定了各自有独特的食用方法。从养生的角度来讲，由于各种食物属性不同，也存在一定的"生"和"克"的关系，即相克的蔬菜不能同时食用。

菠菜

不宜与豆腐同食。同食易引起缺钙。

胡萝卜

不宜与西红柿、辣椒、石榴、莴笋、木瓜等同食。最好单独炒食或搭配肉类烹调。

口蘑

不宜与味精、鸡精同食。同食会破坏口蘑原有的鲜味。

韭菜

不宜与菠菜同食。同食会引起腹泻。

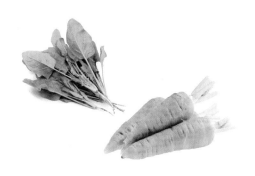

竹笋

不宜与红糖同食。竹笋中的氨基酸与红糖结合会生成赖氨酸糖基，对健康不利。

黄瓜

不宜与富含维生素 C 的食物同食。如芹菜、西红柿、小白菜、菠菜、菜花等。因为黄瓜中含有的维生素 C 分解酶，会破坏其他食物中的维生素 C。

茄子

不宜与红薯同食。同食可导致胃部不适，严重时还会酿成如胃溃疡、胃出血等疾病。

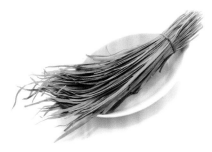

白萝卜

不宜与胡萝卜同食。因为白萝卜主泻，胡萝卜为补。另外，白萝卜的维生素 C 含量极高，胡萝卜中含有维生素 C 分解酶，会破坏白萝卜中的维生素 C。

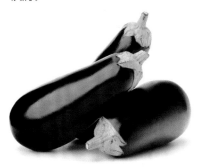

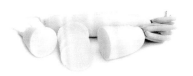

蔬菜的处理和食用方法

蔬菜的营养非常丰富，为了最大限度地保留蔬菜中的营养成分，从蔬菜的清洗到烹饪都要讲究方法。下面一起来看看怎样处理蔬菜最营养健康吧！

1. 蔬菜应先洗后切。蔬菜中含有大量的维生素C，而维生素C很容易溶解于水中，如果将切好的菜放入水中，或者泡在水中，由于蔬菜损伤面积与水的接触面积大大增加，会使大量的维生素C流失。

2. 蔬菜不宜用清洁剂清洗。当蔬菜快要成熟的时候就不会再打农药了，在这期间残留农药会蒸发，所以直接用清水清洗就可以了。

3. 一些带皮的蔬菜最好连皮一起吃，如茄子、萝卜、西葫芦和黄瓜等。蔬菜皮中的维生素含量要比蔬菜果肉的含量高，所以在吃的时候最好不要削皮，这样既避免了营养成分的流失，又节省了时间。

4. 在蔬菜烹调过程中，最好用大火快炒。因为蔬菜加热的时间越长，其中的营养素流失得就越多。例如B族维生素、水溶性维生素C都是怕热的，所以烹调的时间越短越好。

5. 烹调的时候不要放碱面。碱会破坏蔬菜中的维生素，可以加点果醋，能起到保护维生素的作用。

6. 蔬菜生吃营养价值更高。生蔬菜中的营养物质含量远远超过熟食，而且具有阻止上皮细胞发生恶变的作用，因此蔬菜生吃可以起到增强免疫力的作用。

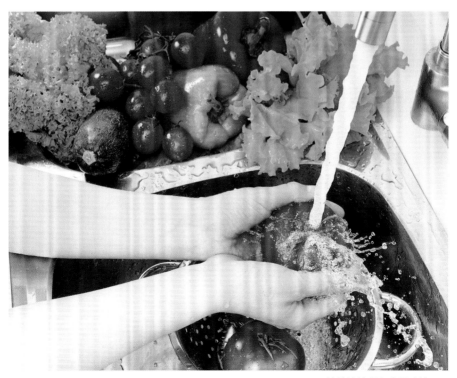

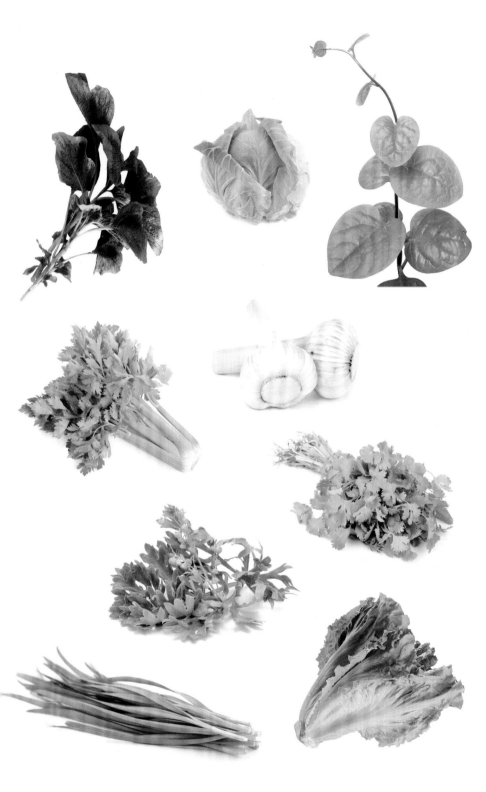

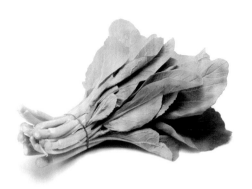

第一章
茎叶类蔬菜

茎叶类蔬菜的采收多集中在生长季节，
春季是采收茎叶类蔬菜的最佳季节，
尤其是一些食用嫩叶的木本植物，
如香椿，叶子老后就不能再食用。
大多数草本蔬菜在整个生长季节都可采收，
采收食用的时间较长。

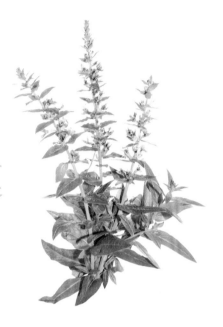

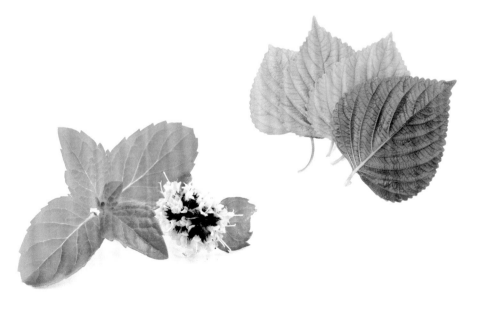

別名：芸薹、寒菜、胡菜、苦菜、薹芥、瓢儿菜
科属：十字花科，芸薹属

菜心

　　一年生草本植物，直根系，茎直立，分枝较少，株高 30~90 厘米。叶互生，基生叶匍匐生长，椭圆形；茎生叶和分枝叶无叶柄；总状无限花序，着生于主茎或分枝顶端；花黄色，4 瓣，为典型的十字形。长角果条形；种子球形，紫褐色。

◎ **营养分析**：含有胡萝卜素、维生素 A、维生素 C、维生素 E、蛋白质、纤维素、钾、钙、钠、磷、镁、铁、硒、锰、铜和锌等物质，可帮助增强机体免疫力。

◎ **生长习性**：要求生长在土层深厚、肥沃、水分适宜的土壤中。土壤 pH 在 5~8，以弱酸或中性土壤最为适宜。

◎ **地理分布**：新疆、甘肃、青海和内蒙古等地。

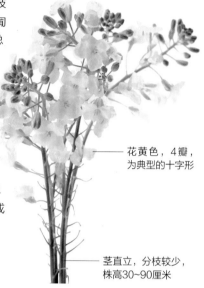

花黄色，4 瓣，为典型的十字形

茎直立，分枝较少，株高30~90厘米

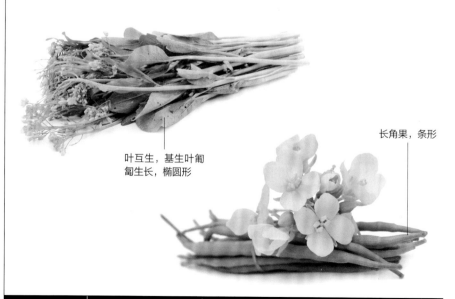

叶互生，基生叶匍匐生长，椭圆形

长角果，条形

食用部位：茎叶 | **小贴士：嫩茎叶可炒、烧、炝、扒，菜心可做配料**

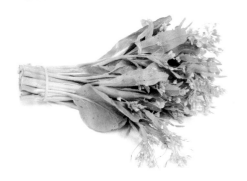

四九菜心
　　广州地方品种。黄绿色叶为长椭圆形，叶柄浅绿色。耐热、耐湿抗病，适于高温多雨季节栽培。

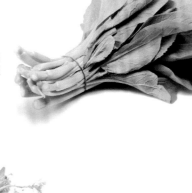

青柳叶菜心
　　植株直立，青绿色叶片为长卵形，叶柄浅绿色。品质优良，含粗纤维。

柳叶晚菜心
　　广西柳州地方品种。腋芽萌发力强。

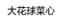

大花球菜心
　　叶片长卵形或宽卵形。可连续收获 30 天左右。

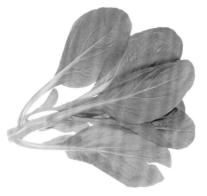

一刀齐菜心
　　叶片呈卵圆形，叶面平滑，无茸毛。浅绿色叶柄细长。品质佳，纤维少，质地嫩脆。

三月青菜心
　　广州地方品种。该品种所含的钙、磷元素高。

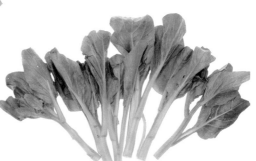

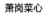

紫菜薹
　　是武汉的名产，状如油菜，茎为独特的紫红色，有些开黄色小花。烹之鲜嫩美味。一千多年前就已驰名。

萧岗菜心
　　广州地方品种。黄绿色叶片为长卵形，品质优良。

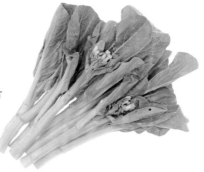

别名：蒜毫、青蒜

科属：百合科，葱属

蒜薹

　　大蒜的花薹，生长到一定阶段时在中央部分长出的细长的茎，淡绿至绿色，包括花茎和总苞两部分。薹苞是大蒜花茎顶端的总苞，内含发育不全的花序。肉质圆柱状花葶，顶端着生伞形花序，位于总苞内。花淡红色，一般不孕而形成珠芽。

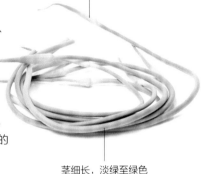

薹苞是大蒜花茎顶端的总苞，内含发育不全的花序

◎ 营养分析：含蛋白质、脂肪、碳水化合物、膳食纤维、胡萝卜素、维生素B_2、烟酸、钙、磷、钾、钠、镁、铁、锌、硒、铜和锰等人体所需营养成分，以及大蒜素、大蒜新素等，有很好的保健功能。

◎ 生长习性：喜冷凉，怕旱，对土壤要求不高，以富含有机质、疏松透气、保水排水性能强的肥沃壤土为宜。

茎细长，淡绿至绿色

◎ 地理分布：全国各地均有栽培。

◎ 品种鉴别：

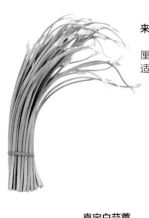

来安蒜薹
　　蒜薹淡绿色，质地致密，长60厘米左右，平均单薹重约25克。适合腹泻者食用。

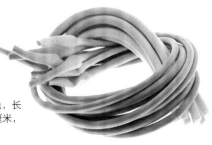

嘉定白蒜薹
　　抽薹性好，蒜薹绿色，长约43厘米，直径约0.5厘米，单薹重约14克。

食用部位：蒜叶、叶鞘 | **小贴士：蒜薹主要用于炒食或做配料。不宜烹制得过烂，以免破坏辣素**

別名：菠薐、波斯草、鹦鹉菜、红根菜、飞龙菜
科属：苋科，菠菜属

菠菜

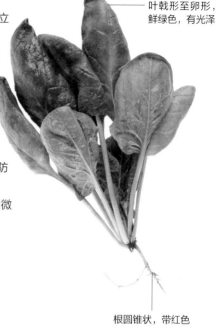

叶戟形至卵形，
鲜绿色，有光泽

　　一年生草本植物。圆锥状根带红色；直立
茎中空，脆弱多汁，不分枝或有少数分枝；
鲜绿色叶为戟形至卵形，柔嫩多汁，稍有光
泽，全缘或有少数牙齿状裂片；雄花集成
球形团伞花序，雌花团集于叶腋；胞果卵
形或近圆形，两侧扁；果皮褐色。

◎ 营养分析：富含类胡萝卜素、维生素C、
维生素K、矿物质等营养素，有"营养模范
生"之称。经常食用可以促进人体健康，预防
缺铁性贫血。

◎ 生长习性：以疏松肥沃、排灌条件良好和微
酸性壤土为宜。

◎ 地理分布：全国各地均有栽培。

根圆锥状，带红色

◎ 品种鉴别：

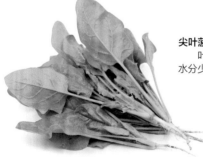

尖叶菠菜
　　叶片呈箭形，基部宽，先端尖。
水分少，微甜，品质好。供熟食。

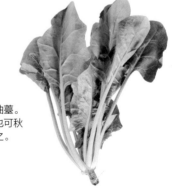

荷兰菠菜 K4
　　该品种早熟，耐寒，耐抽薹。
叶片大，叶子直立，可春种也可秋
种。适宜于消化不良患者食之。

食用部位：嫩茎叶　　小贴士：以叶片完整、叶及茎均肥厚饱满、颜色鲜嫩翠绿者为佳

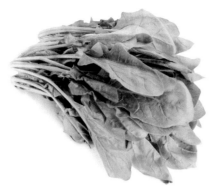

夏翠菠菜

　　长势旺盛，生长速度快，耐热性突出。叶绿色，叶片大、叶柄较长，叶肉较厚，纤维少，品质佳。

全能菠菜

　　该品种耐寒性强，比一般品种生长快。叶厚大而浓绿，在水肥充足条件下容易高产。含有丰富的铁元素。

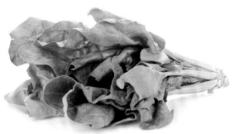

圆叶菠菜

　　植株半直立，叶呈心脏形，较大，叶色浓绿，叶面稍皱，叶肉较厚，味甜，品质好。

日本超能菠菜

　　植株半直立，簇生叶较大，呈阔箭头形，叶肉肥厚，纤维少，品质好。

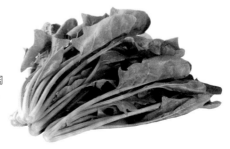

白菜

　　二年生草本植物。浅根性，须根发达。短缩茎上着生莲座叶，为食用部分。叶呈圆、卵圆、倒卵圆或椭圆形，全缘、波状或有锯齿，浅绿或绿色，叶面光滑或有皱缩；复总状花序，花瓣黄色，十字形排列；长角果；红褐或黄褐色种子近圆形。

◯ 营养分析：营养丰富，除含糖类、脂肪、蛋白质、粗纤维、钙、磷、铁、胡萝卜素、维生素 B_1、烟酸外，还含有丰富的维生素 C，可增强机体抵抗力。

◯ 生长习性：在常年菜地上栽培应避免与十字花科蔬菜连作，可选择前茬是早豆角、早辣椒、早黄瓜和早番茄的地栽培。

◯ 地理分布：全国各地普遍栽培，长江以南为主要产区。

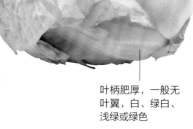

单株叶，叶面光滑或有皱缩，少数具茸毛

叶柄肥厚，一般无叶翼，白、绿白、浅绿或绿色

◯ 品种鉴别：

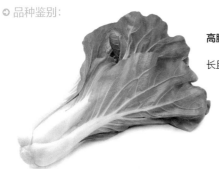

高脚奶白菜
　　有绿色和浅绿色叶多种，叶柄长且窄，为奶白色。

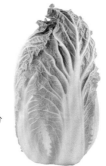

阳春大白菜
　　从韩国引进，叶质柔嫩，味美。是大白菜中含钾成分最多的品种。

食用部位：叶球、莲座叶　｜　小贴士：可炒食、做汤、腌渍，有"百菜不如白菜"之说

别名：卷心菜、洋白菜、高丽菜、椰菜
科属：十字花科，芸薹属

圆白菜

　　二年生草本植物。茎有分枝，具茎生叶；乳白色或淡绿色基生叶多数，质厚，层层包裹成球状体；叶面有蜡粉，边缘有波状不显明锯齿；花为总状花序顶生及腋生，淡黄色花瓣呈宽椭圆状倒卵形或近圆形，脉纹明显；长角果圆柱形；棕色种子为球形。

◎ **营养分析**：含维生素 K_1 及维生素 U，不仅能抗胃部溃疡、保护并修复胃黏膜组织，还可以保持胃部细胞活跃旺盛，降低病变的概率，被誉为天然"养胃菜"。

◎ **生长习性**：喜温和湿润、充足的光照，较耐寒，也有适应高温的能力。对土壤的选择不严格，但宜于腐殖质丰富的黏壤土或沙壤土中种植。

◎ **地理分布**：全国各地都有栽培。

叶边缘有波状
不显明锯齿

基生叶多数，质厚，
层层包裹成球状体，
扁球形

◎ **品种鉴别**：

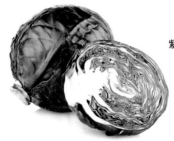

紫甘蓝
　　叶片紫红，口感清爽，营养丰富。

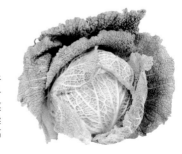

皱叶圆白菜
　　别名皱叶洋白菜，叶片卷皱。由于存在大量的皱褶，叶表面积大，即使叶片不大也可结成叶球，所以皱叶圆白菜比其他圆白菜品种的质地更为细嫩、柔软。其所含的各种营养成分均显著地高于普通圆白菜。

食用部位：茎叶 | **小贴士：购买圆白菜时不宜多，以免搁放几天后，大量的维生素 C 被破坏**

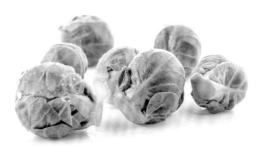

黄苗圆白菜

　　由日本引进,外叶黄绿色,蜡粉少,结球紧实,质地柔嫩,品质好,中晚熟,春化阶段长,不易抽薹,但抗病力较弱。

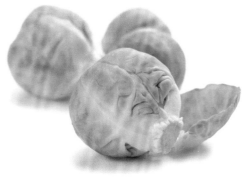

抱子甘蓝

　　别名为小圆白菜,叶稍狭,叶柄长,叶片勺子形,有皱纹。茎直立,顶芽开展,腋芽能形成许多小叶球。分高、矮两种类型。

黑叶小平头

　　为上海地方品种。叶灰绿色,蜡粉多,单球重1.5千克左右,结球紧实,质地较硬,品质中等,早中熟。

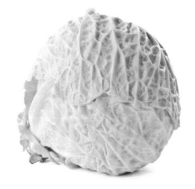

冼村早椰菜

　　为广州市郊农家品种。从黄苗中选出的一个早熟品种,叶绿色带黄,结球紧实,耐热,品质好,较耐贮藏。

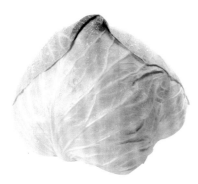

鸡心圆白菜

　　早熟品种。外叶少，叶卵圆形，叶色深绿，叶球尖头，稍扭曲，心叶浅绿白色。抗寒性强。

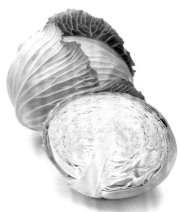

金早生圆白菜

　　原辽宁省蔬菜试验站于 1955 年从大连市金县农家品种中选出。叶深绿，叶球圆球形或牛心形。

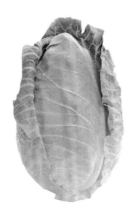

牛心甘蓝

　　牛心甘蓝是十字花科芸薹属甘蓝种中顶芽能形成叶球的一个变种。叶片浅绿色，球形似牛心，结球紧实。叶面平滑，叶脉明显。属早熟品种，生长期 90 天左右。抗寒性强，品质中上。

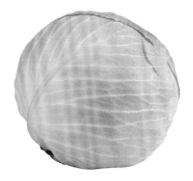

大平头圆白菜

　　原名"成功甘蓝"，1926 年从欧洲引进栽培。外叶绿色，结球紧实，单球重 2.5~3 千克，产量高，品质好，为晚熟品种。

别名：地米菜、菱闸菜、净肠草、菱角菜、清明菜、香田芥、鸡脚菜
科属：十字花科，荠属

荠菜

一年或二年生草本植物。根白色，茎直立，有分枝。基生叶挨地丛生，呈莲座状，叶片卵形至长卵形，有羽状分裂，叶上有毛，叶缘有翼，叶柄较长；总状花序顶生或腋生；匙形或卵形花瓣为白色；短角果扁平，倒卵状三角形；浅褐色种子呈椭圆形。

⊙ 营养分析：富含 11 种氨基酸，还有蛋白质、膳食纤维、碳水化合物、胡萝卜素、维生素及微量元素，为野菜中味最鲜美者，深受人们喜爱。

⊙ 生长习性：性喜温和但耐寒力强，对土壤的选择不严。

⊙ 地理分布：全国各地均有分布。

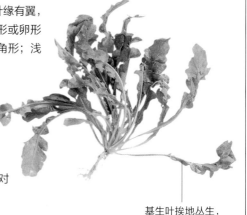

基生叶挨地丛生，
呈莲座状

叶片卵形至长卵形，
有羽状分裂

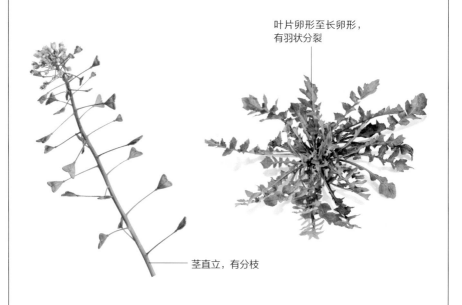

茎直立，有分枝

食用部位：嫩叶　小贴士：嫩叶在沸水中焯熟，用清水浸泡后可炒食、凉拌，或做菜馅、菜羹

别名：落葵、藤菜、软浆叶、胭脂菜、豆腐菜
科属：菊科，菊三七属

木耳菜

多年生草本植物。绿色或带紫色茎肉质，基部木质，下半部平卧，上部直立，有明显的槽沟；叶片倒卵形、长圆状椭圆形、椭圆形或长圆状披针形，边缘有锐锯齿；头状花序，花序梗细，小花橙黄色；瘦果圆柱形褐色。

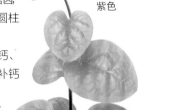

◎ 营养分析：营养素含量极其丰富，尤其钙、铁等元素含量最高，且草酸含量极低，是补钙的优选经济菜。

◎ 生长习性：喜温暖湿润和半阴环境，不耐寒，怕霜冻，耐高温多湿。

◎ 地理分布：长江流域以南各地均有栽培。

茎肉质，下半部平卧，上部直立，绿色或带紫色

叶片倒卵形、长圆状椭圆形、椭圆形或长圆状披针形

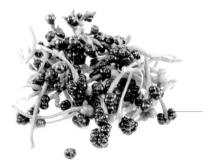

瘦果圆柱形褐色

◎ 品种鉴别：

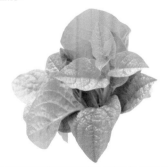

大叶木耳菜

大叶木耳菜幼苗嫩梢或叶片质地柔嫩多汁，煮汤味鲜，炒食适口，是夏季供应饭店、宾馆的高档绿色蔬菜之一。

食用部位：嫩茎叶 | **小贴士：嫩茎叶入沸水锅中焯熟后，用清水漂洗，可炒食、凉拌或做汤**

别名： 香椿头、香椿铃、香铃子、香椿子、香椿芽
科属： 楝科，香椿属

香椿

乔木。偶数羽状复叶互生，小叶长椭圆形，幼叶紫红色，成年叶绿色，叶背红棕色，轻披蜡质；圆锥花序生于短枝上，有短花梗；花白色，5瓣，长圆形；深褐色蒴果呈狭椭圆形，上有小而苍白色的皮孔，果瓣薄；种子上端有膜质的长翅。

◎ **营养分析：** 含有丰富的维生素C、胡萝卜素等物质，不仅有助于增强机体免疫功能，而且能润滑肌肤，是保健美容的良好食品。

◎ **生长习性：** 喜温，抗寒能力随苗树龄的增加而提高。喜光，较耐湿，适宜生长于河边、宅院周围肥沃湿润的土壤中。

◎ **地理分布：** 华北、华东、中部、南部和西南部各省区。

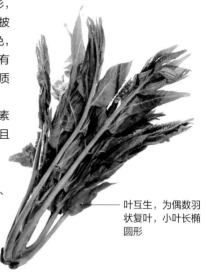

叶互生，为偶数羽状复叶，小叶长椭圆形

◎ **品种鉴别：**

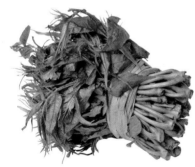

水椿
　　芽浅紫色，极易抽薹，薹粗壮肥嫩，含纤维少，多汁，香味较淡，无苦涩味。鲜食最好，清脆可口。

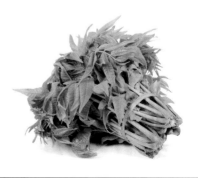

青油椿
　　幼芽初为紫红色，后为青绿色，尖端微红色。多汁，椿芽不易老化，香味较浓，无苦涩味。

食用部位： 嫩芽　**小贴士：** 以谷雨前为佳，香椿应吃早、吃鲜、吃嫩

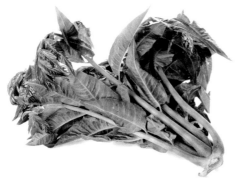

薹椿
　　展叶后正面黄绿色，背面微红，叶稍有皱缩。嫩芽叶甜，多汁，香味浓，品质好，产量高。

红香椿
　　芽初放时为棕红色，随芽生长除顶部保留红色外，其余部分转为绿色。嫩叶皱缩，无苦涩味。

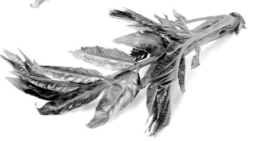

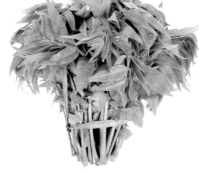

红芽绿椿
　　芽初放时棕红色，很快转为绿色，但顶部为棕色。展叶后叶、叶柄、叶轴及一年生茎秆均为绿色，芽香味淡。宜鲜食。

黑油椿
　　芽初放时紫红色，光泽油亮，后由下至上逐渐变为墨绿色，尖端暗紫红色，芽粗壮肥嫩，油脂厚，香味浓，无苦涩味。

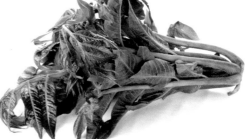

別名：韭、山韭、长生韭、丰本、扁菜、懒人菜
科属：百合科，葱属

韭菜

多年生宿根草本植物，高 20~45 厘米。根茎横卧，簇生鳞茎呈狭圆锥形；鳞式外皮黄褐色，网状纤维质；叶基生，深绿色的叶子细长扁平，带状，叶片表面有蜡粉；伞形花序顶生，白色两性花；果实为蒴果；黑色半球形的种子。

⊙ **营养分析：** 主要营养成分有维生素 B_1、维生素 B_2、维生素 C、烟酸、胡萝卜素、碳水化合物及矿物质，粗纤维较多，不易消化吸收，不宜一次食用过多。

⊙ **生长习性：** 适应性强，抗寒耐热，喜欢在阴湿肥沃的环境生长，在日照充足和干燥环境中会使叶尖呈现焦黄色。

⊙ **地理分布：** 全国各地均有栽培。

叶基生，深绿色的叶子细长扁平，带状，叶片表面有蜡粉

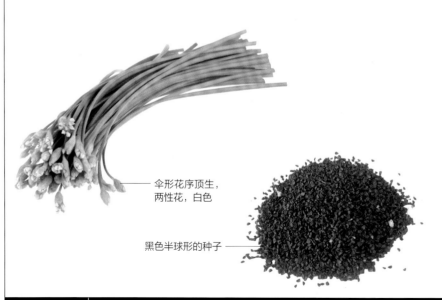

伞形花序顶生，两性花，白色

黑色半球形的种子

食用部位：茎叶 | 小贴士：韭菜根部截口处较齐，捏住根部叶片能直立，说明很新鲜

◎ 品种鉴别：

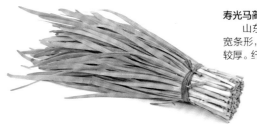

寿光马蔺韭
　　山东省寿光市地方品种。叶片呈宽条形，叶深绿色，叶面光滑，叶片较厚。纤维少，香味略低，品质较好。

诸城大金钩
　　山东省诸城市地方品种。半直立，绿色叶片呈宽条形，无蜡粉，假茎淡紫色。香味浓，纤维少，品质好。

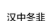

汉中冬韭
　　陕西省汉中地方韭菜品种。叶片呈宽条形，叶端尖，叶淡绿色。假茎绿色，横切面呈扁圆形。生长快，产量高，品质中等。

791韭菜
　　河南省平顶山市农科所育成。叶丛直立，绿色叶片较宽大，叶面平展，叶尖稍斜。粗纤维少，品质鲜嫩，产量高。

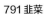

蒜苗

　　多年生草本植物，株高约35厘米。毛根白色不枯萎；鳞茎大形，外包灰白色或淡紫色干膜质鳞被；叶基生，扁平实心，线状披针形，基部呈鞘状，叶色鲜绿，不黄不烂；花茎直立，佛焰苞有长喙，伞形花序，小而稠密，膜质；蒴果，种子黑色。

◎ 营养分析：含有丰富的维生素C以及蛋白质、胡萝卜素、维生素 B_1、维生素 B_2 等营养成分，多吃能有效预防流感、肠炎等因环境污染引起的疾病。

◎ 生长习性：喜温暖、耐寒力弱，冬季过于寒冷的地方以春夏时节种植为宜。

◎ 地理分布：华北、西北与东北等地。

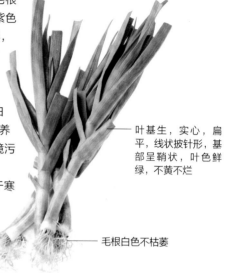

叶基生，实心，扁平，线状披针形，基部呈鞘状，叶色鲜绿，不黄不烂

毛根白色不枯萎

鳞茎大形，外包灰白色或淡紫色干膜质鳞被

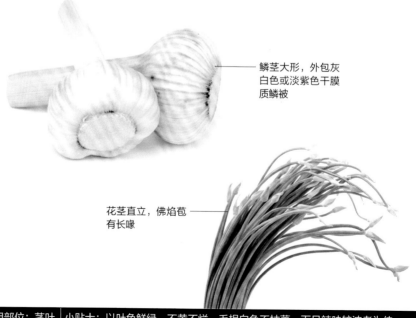

花茎直立，佛焰苞有长喙

食用部位：茎叶　　小贴士：以叶色鲜绿，不黄不烂，毛根白色不枯萎，而且辣味较浓者为佳

◎ 品种鉴别:

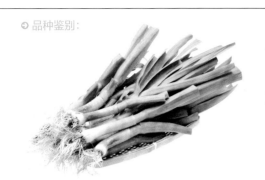

普通蒜苗

　　蒜苗,又叫作青蒜,是大蒜青绿色的幼苗。优质蒜苗大都叶柔嫩,叶尖不干枯,株棵粗壮。毛根白色不枯萎,辣味较浓。

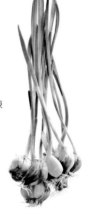

成都二水早蒜苗

　　植株生长势强,生长快,抗病,苗期长势旺。蒜球外皮微紫色。辛辣味浓,产量高,早熟,适于蒜苗栽培。柔嫩叶整齐,较耐储存。

益阳白大蒜蒜苗

　　叶肉柔嫩,质脆味香,品质好。

成都金堂红蒜蒜苗

　　蒜球外皮红色,辛辣味浓,品质好,适于蒜苗栽培。

別名：水芹、旱芹、野芫荽、蒲芹、胡芹
科属：伞形科，芹属

芹菜

　　二年生或多年生草本植物，枝株高 15~150
厘米，有强烈香气。根呈褐色圆锥形；光滑的
茎直立，有少数分枝，并有棱角和直槽。根生
叶有柄，叶片轮廓为长圆形至倒卵形，通常 3
裂达中部或 3 全裂，裂片近菱形，边缘有圆锯
齿；上部茎生叶有短柄，叶片轮廓为阔三角形，
通常分裂为 3 小叶，小叶倒卵形，中部以
上边缘疏生钝锯齿。复伞形花序顶生或
与叶对生，花瓣为圆卵形，白色或黄绿
色；果呈圆形或长椭圆形。

◎ 营养分析：富含蛋白质、碳水化合物、
胡萝卜素、B 族维生素、钙、磷、铁、钠等，
常吃芹菜，尤其是吃芹菜叶，可预防高血压、
动脉硬化等症。

◎ 生长习性：喜冷凉、湿润的气候，属半耐寒
性蔬菜，不耐高温，可耐短期零度以下低温。

◎ 地理分布：全国各地均有栽培。

◎ 品种鉴别：

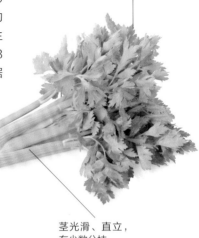

叶片边缘有圆锯齿

茎光滑、直立、
有少数分枝

美国白芹
　　植株较直立，株形较紧凑，株高
60 厘米以上。单株重 800~1000 克。
收获时植株下部叶柄乳白色。

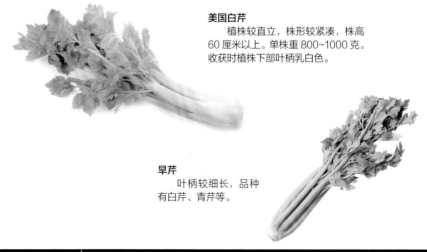

旱芹
　　叶柄较细长，品种
有白芹、青芹等。

食用部位：茎叶 ｜ 小贴士：选购芹菜时，梗不宜太长，20~30 厘米为宜，短而粗壮的为佳

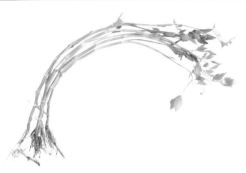

水芹

水生宿根植物，别名水英、细本山芹菜、牛草、楚葵、野芹菜等。叶细长，茎有棱。一般在 4~6 月采摘 10 厘米以上的嫩茎叶食用。9~10 月割地上部分，晒干备用。

冬芹

从意大利引进，又叫意大利冬芹，20 世纪 70 年代末进入我国。植株生长势强，叶柄实梗、脆嫩，纤维少，有香味，抗寒性强，单株平均重 250 克左右。

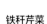

铁秆芹菜

植株高大，叶色深绿，有光泽，叶柄绿色，实心或半实心，单株重 250 克。

美芹

从美国引进，叶柄绿色，实心，质地嫩脆，纤维极少。平均单株重 1000 克左右，生熟均适。

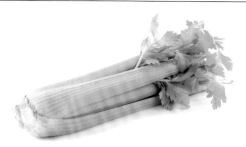

西芹

　　西芹又称洋芹，植株紧凑粗大，质地脆嫩，有芳香气味。可分为黄色种、绿色种和杂色种群三种。

津南冬芹

　　天津市宏程芹菜研究所1995年推出的芹菜新品种。该品种叶柄较粗，淡绿色，香味适口。可预防结肠癌。

玻璃脆芹菜

　　由开封市蔬菜所选育而成。叶绿色，叶柄粗，黄绿色，肥大而宽厚，光滑无棱，具有光泽，茎秆实心，组织柔嫩脆弱，纤维少，微带甜味，品质好。

加州王芹菜

　　植株高大，生长旺盛。对枯萎病、缺硼症抗性较强。定植后80天可上市。

别名：韭芽、黄韭、韭菜白
科属：百合科，葱属

韭黄

多年生草本植物，高 20~45 厘米。根茎横卧，生多数须根，丛生的鳞茎呈卵状圆柱形；长线形叶基生，扁平，光滑无毛，黄白色；三棱形花茎自叶丛抽出，伞形花序顶生，总苞片白色，花药黄色；蒴果倒心状三棱形，绿色；黑色种子略呈半卵圆形。

◎ 营养分析：含丰富的蛋白质、糖、矿物质钙、铁和磷等，可增进食欲，增强体力。

◎ 生长习性：耐低温但不耐高温，对土壤质地适应性强，需肥量大，耐肥能力强。

◎ 地理分布：全国各地均有分布。

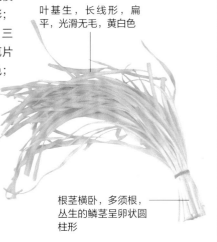

叶基生，长线形，扁平，光滑无毛，黄白色

根茎横卧，多须根，丛生的鳞茎呈卵状圆柱形

食用部位：茎叶 | **小贴士：清洗韭黄时应先剪掉一段根，并用盐水浸泡一会再洗**

别名：马苋、五行草、五方草、瓜子菜、麻绳菜　　科属：马齿苋科，马齿苋属

马齿苋

一年生草本，茎平卧或斜倚在地面，紫红色，圆柱形，长 10~15 厘米，颜色呈淡绿或带暗红。叶互生，叶片倒卵形，似马齿状，长 1~3 厘米，宽 0.6~1.5 厘米，叶柄粗短。花无梗，蒴果卵球形。

◎ 营养分析：为药食两用植物，具有清热利湿、解毒消肿、消炎抗菌、止渴利尿等作用。

◎ 生长习性：适应性较强，比较适宜在温暖、湿润的壤土或沙壤土中生长。

◎ 地理分布：我国南北各地均有分布。

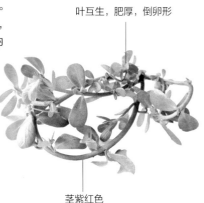

叶互生，肥厚，倒卵形

茎紫红色

食用部位：茎叶 | **小贴士：新采回来的马齿苋要先放在清水中浸泡 2 小时以上再食用**

生菜

一年或二年生草本植物。根垂直，直立茎单生，全部茎枝白色；叶色绿、黄绿或紫，叶面平展或皱缩，叶缘波状或浅裂，外叶开展，心叶松散或抱合成叶球；头状花序，在茎枝顶端排成圆锥花序，舌状小花；浅褐色瘦果呈倒披针形。

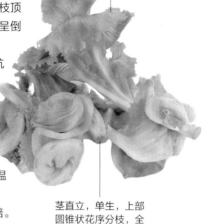

叶色绿、黄绿或紫，叶面平展或皱缩

营养分析： 含有大量 β-胡萝卜素、抗氧化物、维生素，还有膳食纤维和镁、磷、钙、铁、铜、锌等营养元素，常吃生菜可以加强蛋白质和脂肪的消化与吸收，改善肠胃的血液循环。

生长习性： 性喜冷凉的气候，不耐炎热，生长适温为 15~20℃，最适宜昼夜温差大、夜间温度较低的环境。

地理分布： 东南沿海大部分地区均有栽培。

茎直立，单生，上部圆锥状花序分枝，全部茎枝白色

品种鉴别：

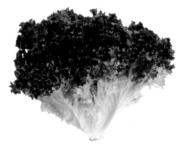

罗莎生菜
紫色散叶品种，株型漂亮，叶簇半直立，叶片皱，叶缘呈紫红色，口感好，是品质极佳的高档品种。罗莎生菜的主要食用方法是生食，为西餐蔬菜色拉的"当家菜"。

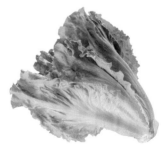

奶油生菜
嫩绿色叶子呈卵圆形，叶面较平，中下部横皱，叶质软，口感油滑，味微香。

食用部位：茎叶 | **小贴士：** 挑选时注意生菜的茎部，叶的颜色青绿、茎色带白的，品质较新鲜

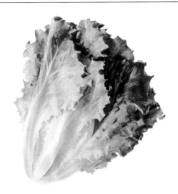

紫叶生菜

目前我国栽培的紫叶生菜品种"红帆"，是从美国引进的，植株较大，叶片皱曲，色泽美观，随收获期临近，红色逐渐加深。营养成分较一般绿叶生菜更为丰富。

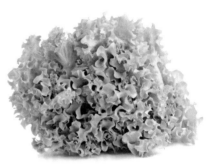

美国大速生

植株生长紧密。散叶型，倒卵形叶片多皱，叶缘波状，叶色嫩绿，品质甜脆，不易抽薹。抗病、耐寒性强。

日本丸叶壬生菜

从日本引进的特色菜。株高 40 厘米，植株长势强，有较强分枝能力，每个叶片腋间又可分生出新的叶片。椭圆形叶片深绿色，无缺刻，细长叶柄呈绿白色。其味道特别鲜美，属新引进的最受欢迎的生菜珍品。

罗马生菜

从美国引进的早熟生菜品种，嫩叶深绿，有光泽，品质佳，生、熟食均可。在质感上，不像结球生菜那么清爽。罗马生菜食法同结球生菜相似，可以直接洗净后拌食，这种蔬菜不适合炒、炖、做汤。

别名：莜麦菜、苦菜、牛俐生菜
科属：菊科，莴苣属

油麦菜

　　一年生草本植物。根系浅，须根发达。肉质茎又细又短；叶片呈长披针形，长相有点像莴笋的"头"，油麦菜叶细长平展，莴笋叶又细又短。色泽淡绿，长势强健。质地脆嫩，口感极为鲜嫩、清香，具有独特风味。

◎ 营养分析：含有大量维生素 A、维生素 B_1、维生素 B_2 和钙、铁、蛋白质、脂肪等营养成分，是生食蔬菜中的上品，有"凤尾"之称。

◎ 生长习性：耐热，耐寒，适应性强，喜湿润，生长适温为 20~25℃。

◎ 地理分布：全国各地均有栽培。

—— 叶片呈长披针形，长相有点像莴笋的"头"，油麦菜叶细长平展，莴笋叶又细又短

—— 根系浅，须根发达

◎ 品种鉴别：

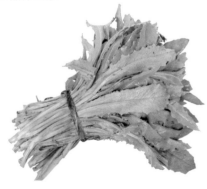

香油麦菜
　　株高 30 厘米左右。叶披针形，绿色，品质细嫩，生食清脆爽口。熟食具有香米型香味。耐寒、耐热性均比较强。

四季油麦菜
　　长披针形叶，色泽淡绿。质脆鲜嫩、清香浓郁，极受消费者的喜爱。

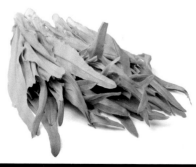

食用部位：茎叶 | **小贴士：** 以叶片较长呈长披针形，色泽淡绿者为佳，口感极为鲜嫩、清香

别名：怀香、香丝菜、小茴香、茴香菜、茴香苗
科属：伞形科，茴香属

茴香

　　一年生草本植物。全株有特殊香辛味，表面有白粉。茎圆柱形，上部多分枝，有细纵纹，带粉绿色；基生叶丛生，茎生叶互生，向上渐短，基部呈鞘状包茎；夏季开黄色花，复伞形花序；卵状长圆形双悬果，表面黄绿或淡黄色，分果呈长椭圆形。

◎ **营养分析**：主要营养成分有蛋白质、脂肪、膳食纤维、茴香脑、茴香酮和茴香醛等。

◎ **生长习性**：喜温暖，抗旱怕涝，应选择土层深厚，盐脱良好，通透性强，排水好的沙壤或轻沙壤土种植。

◎ **地理分布**：全国各地均有栽培。

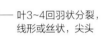

茎圆柱形，上部多分枝，具细纵纹，带粉绿色

叶3~4回羽状分裂，线形或丝状，尖头

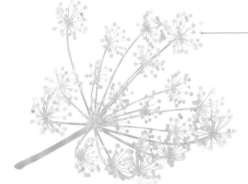

夏季开黄色花，复伞形花序

双悬果，卵状长圆形，表面黄绿或淡黄色

食用部位：嫩苗、果实　　**小贴士**：嫩苗可做馅，加以猪肉包饺子、包子。果实可做调味品

別名：雍菜、藤藤菜、蕹菜、通心菜、无心菜
科属：旋花科，甘薯属

空心菜

　　蔓生草本植物。根系分布浅，须根系；圆形中空的茎蔓生，柔软，绿色或淡紫色；叶互生，椭圆状卵形或长三角形，叶面光滑，全缘，叶脉网状；花通常白色，也有紫红色或粉红色；蒴果近圆形，黑褐色种子上有细毛。

◎ 营养分析：含丰富的维生素C、胡萝卜素和膳食纤维，其维生素含量高于大白菜，这些物质有助于增强体质，防病抗病。

◎ 生长习性：喜高温多湿环境，喜充足光照，对土壤要求不严，以黏重、保水保肥力强的土壤为佳。

◎ 地理分布：全国各地广泛栽培。

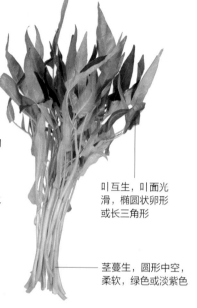

叶互生，叶面光滑，椭圆状卵形或长三角形

茎蔓生，圆形中空，柔软，绿色或淡紫色

◎ 品种鉴别：

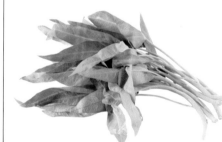

泰国空心菜
　　青绿色叶片竹叶形，梗为绿色；粗壮的茎中空，向上倾斜生长。质脆，味浓，品质优良。

青梗子空心菜
　　是湖南省地方品种。植株半直立。茎浅绿色，叶戟形，绿色，叶面平滑，全缘，叶柄浅绿色。

食用部位：茎叶　小贴士：以色正、鲜嫩、茎条均匀、无枯黄叶、无病斑、无须根者为佳

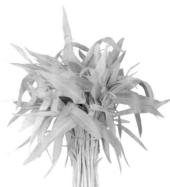

白梗空心菜
　　黄白色茎粗大，节疏，长卵形叶片，绿色，生长壮旺，分枝较少。品质优良，产量高。

吉安空心菜
　　江西地方品种。茎叶茂盛。深绿色，叶面平滑。管状茎为绿色，中空有节。含丰富的粗纤维素。

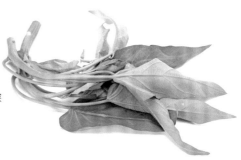

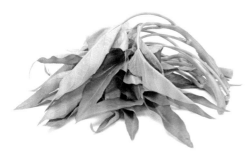

青叶白壳空心菜
　　是广州市农家品种。青白色茎粗大，节细且较密。长卵形叶片深绿色。品质柔软而薄，质量好，产量高。

丝蕹空心菜
　　又名细叶蕹菜，南方喜食的品种。叶片较细，呈短披针形。其质脆、味浓，品质甚佳。

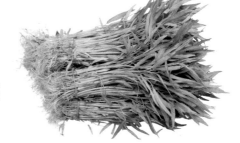

苋菜

一年生草本植物。根系比较发达；茎粗壮，常分枝；叶互生，卵形、菱状卵形或披针形，有黄、绿、红、紫等颜色，全缘或波状缘，叶柄长；球形花簇腋生或顶生，穗状花序；胞果卵状矩圆形，环状横裂；紫黑色种子近圆形，有光泽。

◎ 营养分析：含大量赖氨酸、维生素C、铁、钙、膳食纤维等，常吃可促进骨骼发育，增强体质，改善贫血，有"长寿菜"之称。

◎ 生长习性：喜温暖，耐热，不耐涝，要求土壤湿润，对空气湿度要求不严格。

◎ 地理分布：全国各地均有栽培。

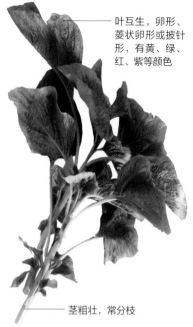

叶互生，卵形、菱状卵形或披针形，有黄、绿、红、紫等颜色

茎粗壮，常分枝

◎ 品种鉴别：

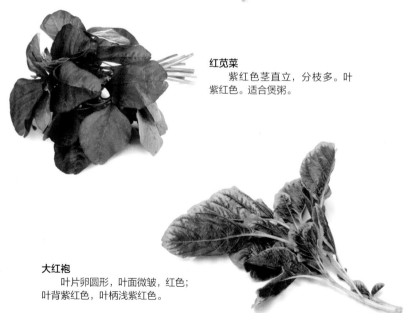

红苋菜
紫红色茎直立，分枝多。叶紫红色。适合煲粥。

大红袍
叶片卵圆形，叶面微皱，红色；叶背紫红色，叶柄浅紫红色。

食用部位：茎叶　小贴士：常用烹调方法有炒、炝、拌、做汤、下面、制馅，烹调时间不宜过长

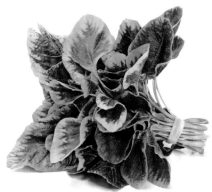

彩色苋

又名花红苋菜，叶片边缘绿色，叶脉附近紫红色，叶互生，全缘，叶片卵圆形，叶面稍皱。耐热性较强，但不耐寒，早熟。质地柔嫩，产量高，适于早春及夏季播种。

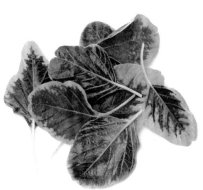

圆叶红苋

紫红色叶片呈卵圆形或近圆形，有光泽。叶片边缘有窄的绿边，叶柄红色带绿。叶肉较厚，质地柔嫩，品质中等。早熟，耐热性中等。

红苋

叶片、叶柄及茎为紫红色。叶片卵圆形，叶面微皱，叶肉厚，质地柔嫩。耐热性中等，适于春播。

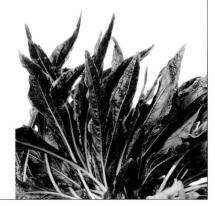

尖叶红米苋

叶片长卵圆形，先端钝尖，叶边缘绿色，叶脉附近紫红色，叶柄红色带绿。耐热性中等，较早熟。

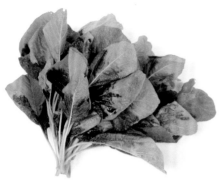

鸳鸯红苋菜
　　叶片卵圆形，叶面微皱，叶柄淡红色。茎绿色带红，侧枝萌发力强，播种较稀时，可多次采收嫩茎枝。从播种到采收约40天。品质好，茎、叶不易老化。

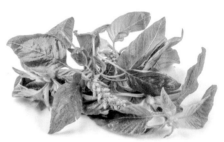

柳叶苋
　　叶披针形，边缘向上卷曲成汤匙状，叶片绿色，叶柄青白色。

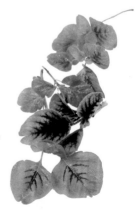

尖叶花红菜
　　广州市地方品种。叶片长卵形，先端锐尖，叶面平，叶边缘绿色，叶脉附近红色，叶柄红绿色。

木耳苋
　　南京市地方品种。卵圆形叶片较小，色深绿发乌，叶面有皱褶。

別名：芫荽、香荽、胡菜、原荽、园荽
科属：伞形科，芫荽属

香菜

　　一年或二年生草本植物。根纺锤形，有多数纤细的支根；茎直立，圆柱形，多分枝，有条纹，通常光滑；根生叶有柄，叶片羽状全裂、羽片广卵形或扇形半裂，边缘有钝锯齿，全缘；伞形花序顶生或与叶对生，倒卵形花瓣呈白色或带淡紫色；果实圆球形。

○ 营养分析：营养丰富，含有维生素 B_1、维生素 B_2、维生素 C 和胡萝卜素等，同时还含有丰富的矿物质，如钙、铁、磷和镁等，一般人食用 7~10 克香菜叶就能满足人体对维生素 C 的需求。

○ 生长习性：要求较冷凉湿润的环境条件，在高温干旱条件下生长不良。

○ 地理分布：河北、河南、山东、安徽、江苏、浙江、江西、湖南、广东、广西、陕西、四川、贵州、云南和西藏等地均有栽培。

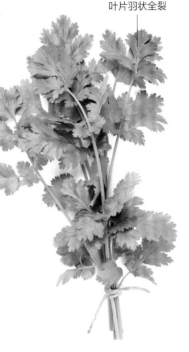

根生叶有柄，
叶片羽状全裂

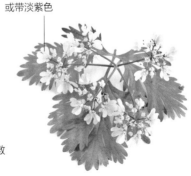

花瓣倒卵形，白色
或带淡紫色

根纺锤形，有多数
纤细的支根

食用部位：茎叶、根　｜　小贴士：香菜叶或整棵香菜洗净，用沸水冲泡，具有排毒养颜的功效

◯ 品种鉴别：

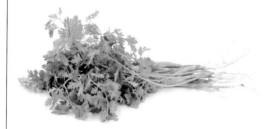

北京香菜
　　北京市郊区地方品种。栽培历史悠久。嫩株 30 厘米左右。叶片绿色，遇低温绿色变深或有紫晕。细长叶柄为浅绿色。

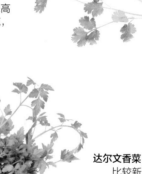

原阳秋香菜
　　河北省原阳县地方品种。植株高大，嫩株高 42 厘米，单株重 28 克，嫩株质地柔嫩，香味浓，品质好。

达尔文香菜
　　比较新的品种，具有香味浓、纤维少、品质佳的特点。株形美观，叶色翠绿，叶柄玉白绿色。

澳洲香菜
　　从澳大利亚引进，叶片绿，有光泽，产量高，香味浓，纤维少，是反季节蔬菜中的"宠儿"。

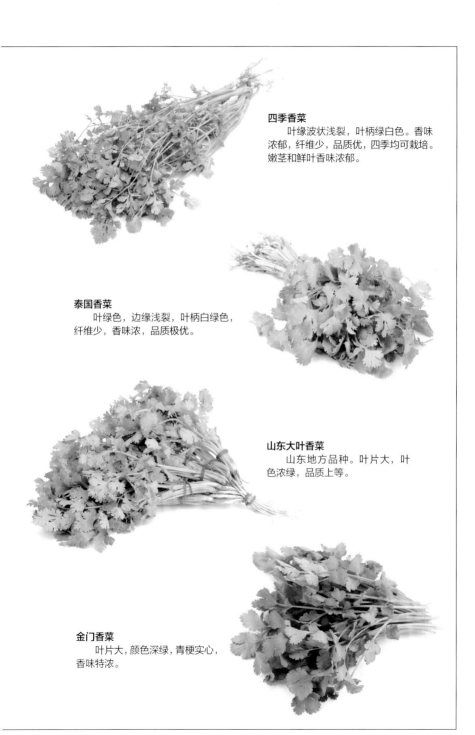

四季香菜
　　叶缘波状浅裂，叶柄绿白色。香味浓郁，纤维少，品质优，四季均可栽培。嫩茎和鲜叶香味浓郁。

泰国香菜
　　叶绿色，边缘浅裂，叶柄白绿色，纤维少，香味浓，品质极优。

山东大叶香菜
　　山东地方品种。叶片大，叶色浓绿，品质上等。

金门香菜
　　叶片大，颜色深绿，青梗实心，香味特浓。

茼蒿

　　一年或二年生草本植物。叶互生，长形羽状分裂；茎光滑无毛，自中上部分枝，上部叶小，中下部茎叶长椭圆形或长椭圆状倒卵形；花黄色或白色，与野菊花很像；瘦果果小，褐色。

◎ **营养分析：**营养丰富，除了含有维生素 A、维生素 C 之外，胡萝卜素的含量也比较高，并含有丰富的钙、铁，有"铁钙补充剂"之称。

◎ **生长习性：**对光照要求不严格，一般以较弱光照为好。在长日照条件下，营养生长不能充分发展，很快进入生殖生长而开花结籽。

◎ **地理分布：**安徽、福建、广东、广西、海南、河北、湖南、吉林和山东等地均有栽培。

◎ **品种鉴别：**

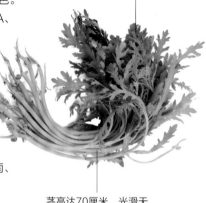

一回为深裂或几全裂，二回为浅裂、半裂或深裂，裂片卵形或线形

茎高达70厘米，光滑无毛或少毛，不分枝或自中上部分枝

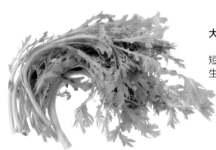

大叶茼蒿
　　又称板叶茼蒿，叶宽大且厚，嫩枝短而粗，纤维少，品质好，产量高，但生长慢，成熟较迟，全国生产比较普遍。

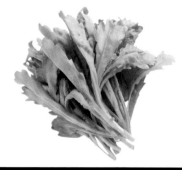

小叶茼蒿
　　又称花叶茼蒿、细叶茼蒿，叶狭小且薄，但香味浓，嫩枝细，生长快。品质较差，产量低，较耐寒，成熟稍早，栽培较少。

食用部位：茎叶　**小贴士：取茼蒿 500 克，每天煮食，可防治口臭、便秘**

别名：鱼香草、人丹草、蕃荷菜、野薄荷、夜息香
科属：唇形科，薄荷属

薄荷

多年生草本植物。茎直立，多分枝。叶片长圆状披针形或卵状披针形，叶柄长，上有微柔毛；轮伞花序腋生，球形，花梗纤细，花萼管状钟形，外被微柔毛及腺点，花冠淡紫色；小坚果卵珠形，黄褐色，具小腺窝。

⊙ 营养分析：富含维生素 A，及钙、镁、钾等矿物质。可制成薄荷茶、薄荷汤、薄荷粥等。

⊙ 生长习性：喜温和湿润环境，适应性很强，以疏松肥沃、排水良好的沙质土为佳。

⊙ 地理分布：全国大部分地区均产，主产于江苏、浙江、江西。

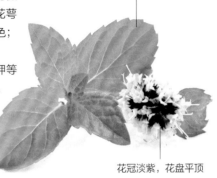

叶片长圆状披针形或卵状披针形，柄长被微柔毛

花冠淡紫，花盘平顶

食用部位：茎叶 | **小贴士：薄荷既可作调味剂，又可作香料，还可配酒、冲茶。嫩茎叶可榨汁服**

别名：西洋菜、水芥菜、水瓮菜、水薄菜、水芥　　科属：十字花科，豆瓣菜属

豆瓣菜

多年生水生草本植物。茎匍匐或浮水生，多分枝；单数羽状复叶，浓绿色小叶片为宽卵形、长圆形或近圆形，近全缘或呈浅波状；总状花序顶生，倒卵形花瓣为白色，有脉纹种子卵形，红褐色，表面具网纹。

⊙ 营养分析：营养物质比较全面，其中超氧化物歧化酶（即 SOD）的含量很高，是一种能益脑健身的保健蔬菜。

⊙ 生长习性：喜凉爽，忌高温，常野生于水中、水沟边、山涧河边、沼泽地或水田中。

⊙ 地理分布：广东、广西、云南等地都有栽培。

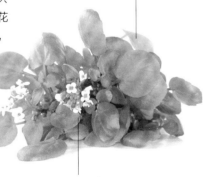

单数羽状复叶，小叶片宽卵形、长圆形或近圆形，浓绿色

总状花序顶生，花瓣白色，倒卵形，具脉纹

食用部位：嫩茎叶 | **小贴士：嫩茎叶经开水烫过后可凉拌、炒食，也可做汤、做馅或腌制、干制**

别名：芦蒿、水艾、香艾、水蒿、泥蒿、蒿苔、龙艾
科属：菊科，蒿属

藜蒿

多年生草本植物，高 60~150 厘米。根茎直立或斜向上，有匍匐地下茎，茎单一，初时绿褐色，后为紫红色，无毛；叶互生，中部叶密集，羽状深裂；头状花序近球形，小苞片在茎上组成稍开展的圆锥花序，花冠筒状，淡黄色；瘦果卵状椭圆形。

◎ 营养分析：除含维生素 C、碳水化合物、胡萝卜素、蛋白质外，还富含硒、锌、铁等多种微量元素，是一种典型的保健蔬菜。

◎ 生长习性：多生于低海拔地区的河湖岸边与沼泽地带。

◎ 地理分布：湖南、河南、黑龙江、江西、河北、陕西、山东、广东、山西、湖北、云南、江苏、内蒙古、甘肃、四川、辽宁、安徽、贵州和吉林等地均有栽培。

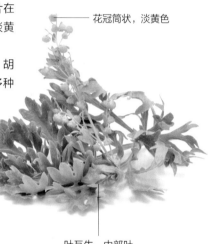

花冠筒状，淡黄色

叶互生，中部叶密集，羽状深裂

◎ 品种鉴别：

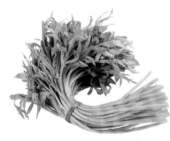

昆明藜蒿
大叶白秆藜蒿，虽然口味、品质不如八卦洲藜蒿，但上市时间比八卦洲藜蒿长，一年四季都可上市。

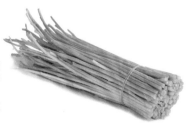

八卦洲藜蒿
大叶青秆藜蒿，产自芦蒿之乡——南京八卦洲。当地人还常常把自家多余的新鲜藜蒿晒成藜蒿干。至冬天万物萧条之际，一旦来客，即取出芦蒿干与猪肉同煮，做成藜蒿干烧肉。

食用部位：茎叶 | 小贴士：嫩茎叶用开水烫熟后，再用清水漂洗，挤干水分炒食、凉拌

別名：小根蒜、山蒜、苦蒜、小么蒜、小根菜
科属：百合科，葱属

薤白

多年生草本植物。鳞茎单生，卵球状或近球状，膜质，内皮白色；苍绿色叶互生，半圆柱状狭线形，中空，叶上有纵棱，沿纵棱具细糙齿；近球形伞形花序密而多花顶生，花淡紫色或淡红色，花被片矩圆状卵形至矩圆状披针形。

◎ **营养分析**：含有蛋白质、烟酸、碳水化合物、膳食纤维、维生素 A、维生素 B_2、维生素 C、维生素 E、胡萝卜素，以及钙、镁、铁、锌和锰等矿物质。

◎ **生长习性**：喜较温暖湿润气候，以疏松肥沃、富含腐殖质、排水良好的壤土或沙质壤土为佳。

◎ **地理分布**：分布于长江流域和北方各省区。

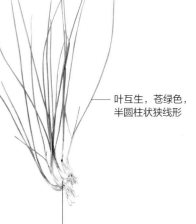

叶互生，苍绿色，
半圆柱状狭线形

鳞茎单生，卵球状
或近球状，膜质，
内皮白色

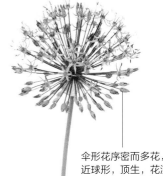

伞形花序密而多花，
近球形，顶生，花淡
紫色或淡红色

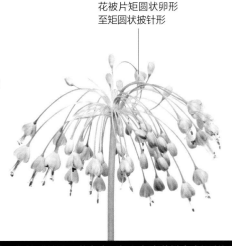

花被片矩圆状卵形
至矩圆状披针形

食用部位：嫩叶、鳞茎　　小贴士：可炒食、盐渍或糖渍。薤白也可加入各类菜肴中烹调以调味

別名：拳头菜、猫爪、龙头菜、鹿蕨菜、蕨儿菜
科属：凤尾蕨科，蕨属

蕨菜

多年生草本植物，株高一般可达1米。地下根茎呈黑褐色，长而横向伸展，叶由地下茎长出，细脉羽状分枝；叶片呈三角形，下部羽片对生，叶缘向内卷曲，褐色孢子囊群连续着生于叶片边缘，柄叶鲜嫩，上披白色绒毛。

○ 营养分析：富含氨基酸、多种维生素、微量元素，被称为"山菜之王"，是不可多得的美味野菜。

○ 生长习性：多生长在山区土质湿润、肥沃、土层较深的向阳坡上。

○ 地理分布：河北、辽宁、内蒙古、吉林、黑龙江、贵州、湖南、山东、广西、甘肃和安徽等地。

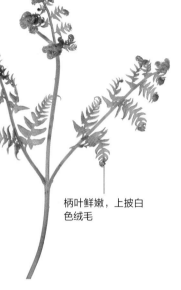

柄叶鲜嫩，上披白
色绒毛

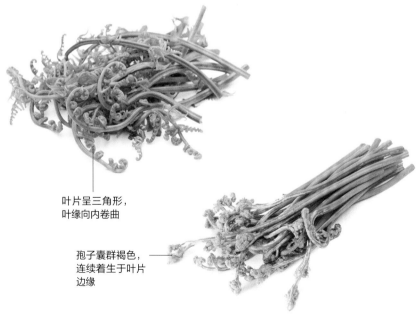

叶片呈三角形，
叶缘向内卷曲

孢子囊群褐色，
连续着生于叶片
边缘

食用部位：茎 | 小贴士：蕨菜可鲜食或晒干菜，制作时用沸水烫后晒干即成，吃时用温水泡发

◎ 品种鉴别：

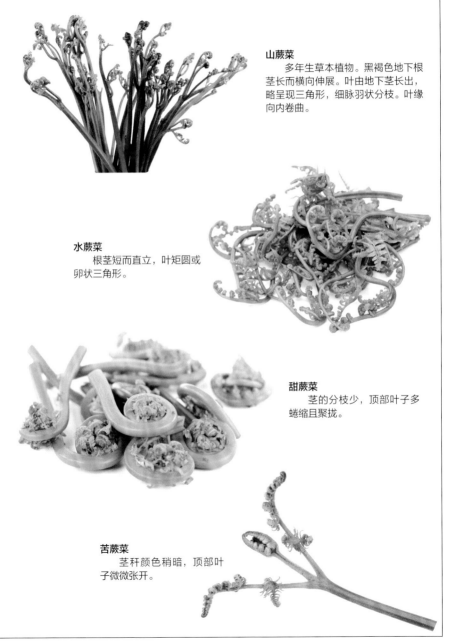

山蕨菜
　　多年生草本植物。黑褐色地下根茎长而横向伸展。叶由地下茎长出，略呈现三角形，细脉羽状分枝。叶缘向内卷曲。

水蕨菜
　　根茎短而直立，叶矩圆或卵状三角形。

甜蕨菜
　　茎的分枝少，顶部叶子多蜷缩且聚拢。

苦蕨菜
　　茎秆颜色稍暗，顶部叶子微微张开。

別名：盖菜、芥、大头菜
科属：十字花科，芸薹属

芥菜

　　一年生草本植物。直立茎有分枝；基生叶宽卵形至倒卵形，顶端圆钝，基部楔形，大头羽裂，边缘均有缺刻或牙齿，叶柄长；总状花序顶生，倒卵形的黄色花瓣；长角果线形；紫褐色种子呈球形。

○ 营养分析：含有丰富的维生素A、B族维生素、维生素C、维生素D和胡萝卜素，还含有大量的膳食纤维。

○ 生长习性：孕蕾、抽薹、开花结实需要经过低温春化和长日照条件。

○ 地理分布：全国各地均有栽培。

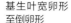
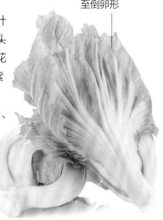

基生叶宽卵形
至倒卵形

○ 品种鉴别：

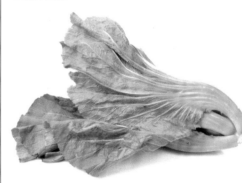

包心芥菜
　　叶片宽阔肥厚，叶柄呈宽扁形，成株后叶柄变短一些，叶柄基部无叶翼，以肥大宽厚的叶柄和叶球作蔬菜食用。包心芥菜主产于我国华南地区，是福建、广东、台湾、广西等地的特色蔬菜种类。

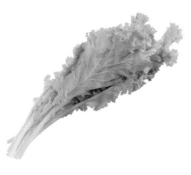

皱叶芥菜
　　茎直立，有分枝。皱多，叶大而软，稍辣味，具有独特风味。盐渍用最好。还可以代替生菜和香芹，作为装饰蔬菜使用。

食用部位：茎叶　小贴士：种子磨粉称芥末，为调味料；榨出的油称芥子油

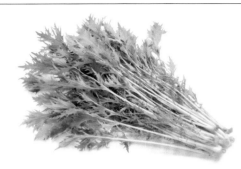

金丝芥菜

　　金丝芥菜为浅根性，须根强大发达，叶片为长椭圆形，绿色，叶柄长而纤细，近圆形内有浅沟，白中带浅绿色，质柔软而脆。

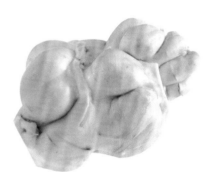

春不佬芥菜

　　叶片稍小，且肉质紧密，有茸毛，叶茎肥大如白菜，呈羽状或不整齐羽状分裂。叶片辛香浓烈。制成菹，称之为"春不佬腌菜"；有蒸晒为梅干菜，称之为"春不佬盐菜"。

榨菜

　　也叫茎用芥菜。原产于我国西南地区，以膨大的茎供食用，其加工产品是榨菜，质地脆嫩、风味鲜美，香气扑鼻，营养丰富。它是芥菜的一个变种，叶片大，膨大茎的叶柄下有1~5个瘤状突起。

雪菜

　　一年生草本植物，为芥菜的变种，叶子深裂，边缘皱缩，花鲜黄色。一般将芥叶连茎腌制食用。具有解毒消肿功效。

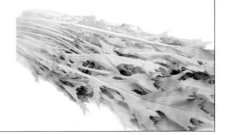

别名：泽兰、地古牛、地瓜儿苗叶、银条菜、大草石蚕、地藕、甘露子、地参
科属：唇形科，地笋属

地笋

多年生草本植物。根茎横走，有节，节上密生须根；长圆披针形叶对生，亮绿色，叶缘有深锯齿，叶背有凹腺点；轮伞花序无梗，轮廓圆球形，小苞片卵圆形至披针形，花冠白色。

◎ 营养分析：含有丰富的淀粉、蛋白质、矿物质，还含有泽兰糖、葡萄糖、丰乳糖、蔗糖、水苏糖等，可为人体提供丰富的能量。

◎ 生长习性：喜温暖湿润气候，耐寒，喜肥。

◎ 地理分布：黑龙江、吉林、辽宁、河北、陕西、四川、贵州和云南等地。

叶对生，长圆披针形，亮绿色，叶缘有深锯齿

轮伞花序无梗，轮廓圆球形，花冠白色

食用部位：茎叶 | **小贴士：** 嫩茎叶可凉拌、炒食或做汤，晚秋以后采挖出的地笋，可鲜食或炒食

别名：千蕨菜、对叶莲、铁菱角、败毒草　　科属：千屈菜科，千屈菜属

千屈菜

多年生草本植物。粗壮的根茎横卧于地下；直立茎多分枝，全株青绿色；叶对生或三叶轮生，披针形或阔披针形，全缘，无柄；小聚伞穗状花序，簇生，苞片阔披针形至三角状卵形、三角形，花玫瑰红或蓝紫色；蒴果扁圆形。

◎ 营养分析：铁成分含量高，有益人体，且有清热凉血之功，为炎夏佳蔬。

◎ 生长习性：喜温暖、光照充足、通风好的环境，喜水湿，耐寒。对土壤要求不严格，在肥沃、疏松的土壤中生长效果更好。

◎ 地理分布：南北各地均有野生。

小聚伞穗状花序，簇生，花玫瑰红或蓝紫色

茎直立，多分枝，全株青绿色

叶对生或三叶轮生，披针形或阔披针形

食用部位：嫩茎叶、花 | **小贴士：** 嫩茎叶洗净后拌面蒸食，或入沸水浸烫后，凉拌、炒食

别名：臭菜、东北臭菜
科属：十字花科，芝麻菜属

芝麻菜

　　一年生草本植物。茎直立，上部常有分枝，且上有稀疏长硬毛或者近乎没有。叶多为羽状分裂，有细齿，顶部裂片卵形，侧面裂片卵形或者三角状卵形。

◎ 营养分析：含有丰富的水分、蛋白质、脂肪、碳水化合物和苹果酸等营养物质，有利尿和健胃的功效。

◎ 生长习性：性喜温暖湿润的气候，且抗寒、抗盐碱性较强，在大多数的土壤中都能生长。其直根发达，根系入土较深，适合生长在 800 米以上山区的农田荒地。

◎ 地理分布：黑龙江、辽宁、内蒙古等地。

叶片羽状分裂

食用部位：茎叶 | **小贴士：** 嫩茎叶入沸水焯后可凉拌、煮汤、热炒，色泽悦目，清香味美

■ 别名：叶牡丹、牡丹菜、花包菜、绿叶甘蓝　　科属：十字花科，芸薹属

羽衣甘蓝

　　二年生草本植物。植株高大，根系发达，莲座状叶丛；茎短缩，密生叶片；倒卵形叶片肥厚，被有蜡粉，深度波状皱褶，呈鸟羽状；花序总状，虫媒花；果实为角果，扁圆形；种子圆球形，褐色。

◎ 营养分析：含有大量的维生素 A、维生素 B_2、维生素 C 及多种矿物质，其中维生素 C 含量非常高，可与西蓝花媲美。

◎ 生长习性：喜冷凉气候，极耐寒，不耐涝。可忍受多次短暂的霜冻，耐热性也很强。

◎ 地理分布：北京、上海、广州等地。

叶片肥厚，倒卵形，被有蜡粉

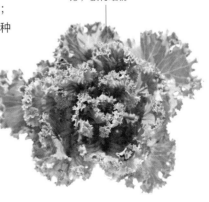

食用部位：茎叶 | **小贴士：** 嫩叶可炒食、凉拌、做汤，在欧美多用其配上各色蔬菜制成沙拉

别名：葱、青葱、四季葱、事菜
科属：百合科，葱属

大葱

　　多年生草本植物。根白色，弦线状，侧根少而短；茎极度短缩呈球状或扁球状，单生或簇生，外皮白色，膜质，不破裂；叶身长圆锥形，中空，绿色或深绿色。花着生于花茎顶端；果实为蒴果；种子盾形，黑色。

◎ 营养分析：含有脂肪、糖类、胡萝卜素、B族维生素、维生素C、烟酸、钙、镁和铁等营养物质。

◎ 生长习性：大葱生存温度在 -20~45℃，最适宜温度为 13~25℃。适宜土层深厚、排水良好、富含有机质的壤土。

◎ 地理分布：分布广泛，而以山东、河北、河南等省为重要产地。

叶身长圆锥形，中空，绿色或深绿色

茎极度短缩呈球状或扁球状，外皮白色，膜质，不破裂

◎ 品种鉴别：

根白色，弦线状，侧根少而短

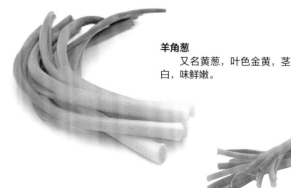

羊角葱
　　又名黄葱，叶色金黄，茎白，味鲜嫩。

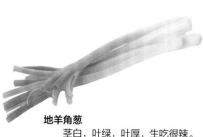

地羊角葱
　　茎白，叶绿，叶厚，生吃很辣。

食用部位：茎叶 | **小贴士：** 大葱是烹饪中常用的调料，有增香、去膻、除腥的作用

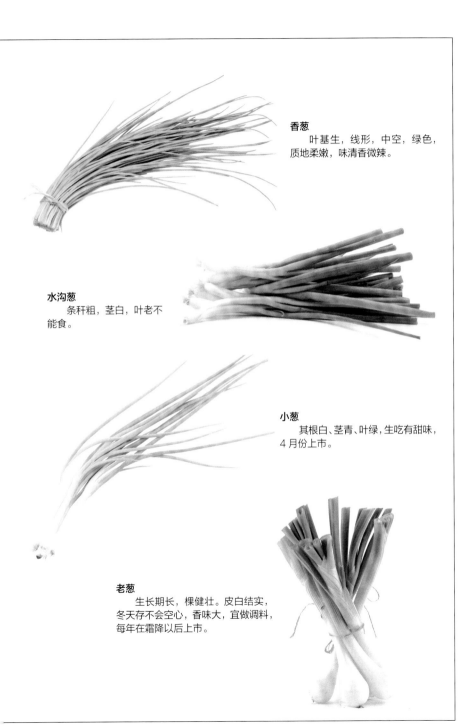

香葱
　　叶基生，线形，中空，绿色，质地柔嫩，味清香微辣。

水沟葱
　　条秆粗，茎白，叶老不能食。

小葱
　　其根白、茎青、叶绿，生吃有甜味，4月份上市。

老葱
　　生长期长，棵健壮。皮白结实，冬天存不会空心，香味大，宜做调料，每年在霜降以后上市。

别名：苦菜、苦苣、狗牙生菜
科属：菊科，菊苣属

苦菊

　　一年生或二年生草本植物，株高 40~150
厘米，直立，单生。茎不分枝或上端有较短的
总状花序状或伞房花序状分枝，上有纵条棱或
条纹。叶基生，羽状深裂，呈长椭圆形或
倒披针形，也可见大头羽状深裂，倒披
针形的叶。头状花序，在茎顶排列
成紧密的伞房花序或总状花序。
舌状花较多，鲜黄色，呈椭
圆形或长椭圆状倒披针形。

◎ 营养分析：含有蛋白质、维生素 C、
胡萝卜素及钙、磷、铁等多种营养素，
且所含膳食纤维非常丰富，有很好的清热消炎
功效。

◎ 生长习性：喜潮湿且疏松肥沃的土壤，以微
酸性至中性的沙质土壤最好。

◎ 地理分布：全国各地。

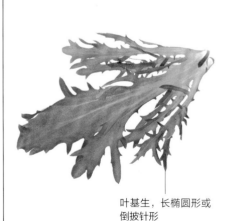

株高40~150厘米，
直立，单生

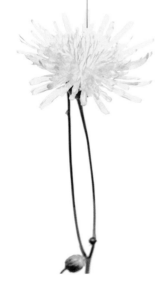

花为舌状花，鲜黄色

叶基生，长椭圆形或
倒披针形

食用部位：茎叶 ┃ 小贴士：清洗干净后，可加调料凉拌或与其他材料制成沙拉食用

紫苏

一年生草本植物，茎直立，有分枝。基生叶宽卵形至倒卵形，顶端圆钝，基部楔形，大头羽裂，有 2~3 对裂片，或不裂，边缘均有缺刻或牙齿；茎下部叶较小，边缘有缺刻或牙齿，有时具圆钝锯齿，不抱茎；茎上部叶窄披针形，边缘有不明显疏齿或全缘。总状花序顶生，花后延长；花黄色，花瓣倒卵形，长角果线形。种子球形，紫褐色。

◎ 营养分析：含有膳食纤维、碳水化合物、维生素、紫苏醛、薄荷酮等物质。

◎ 生长习性：紫苏适应性很强，对土壤要求不严，适合在排水良好的沙质壤土、黏壤土上生长。

◎ 地理分布：中国、印度、缅甸、日本、朝鲜、韩国、印度尼西亚等。

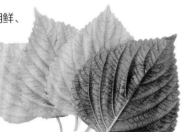

叶膜质或草质

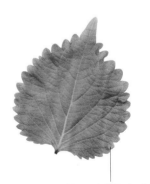

叶阔卵形或圆形，先端短尖或突尖，边缘在基部以上有粗锯齿

叶两面绿色或紫色

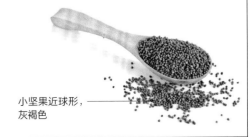

小坚果近球形，灰褐色

食用部位：嫩叶 | 小贴士：紫色除嫩叶可生食、做汤外，还可作香料

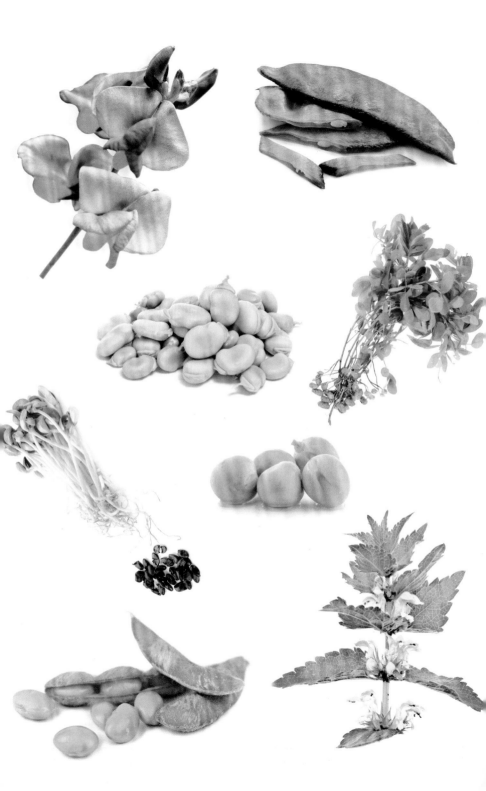

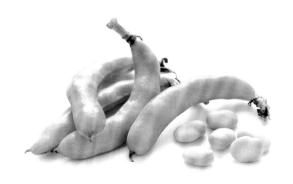

第二章
豆类蔬菜

豆类蔬菜是单心皮发育而成的果实，
成熟后，果皮沿背缝和腹缝两面开裂。
有的豆荚呈分节状，成熟后不开裂，
而是节节脱落，每节含种子一粒，
这类称为节荚。
还有的豆荚为螺旋状，外有刺毛，
或圆柱形分节，作念珠状。

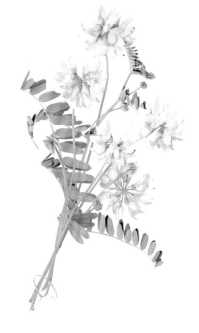

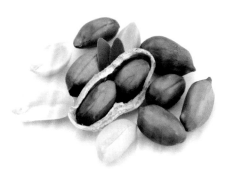

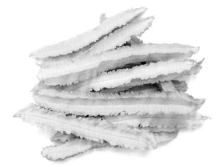

大豆

　　一年生草本植物，高 30~80 厘米。茎直立，密被褐色长硬毛；小叶纸质，宽卵形、近圆形或椭圆状披针形；总状花序，花紫色、淡紫色或白色，旗瓣倒卵状近圆形；肥大荚果呈长圆形，黄绿色，密被褐黄色长毛；种子近球形，种皮光滑。

◐ 营养分析：含有丰富的钙、磷、镁、钾等无机盐，以及铜、铁、锌、碘和钼等微量元素，营养全面。还含有人体所需的各种氨基酸，如赖氨酸、亮氨酸、苏氨酸等。

◐ 生长习性：喜排水良好、富含有机质的土壤，在各类土壤中均可栽培，但在温暖、肥沃、排水良好的沙壤土中生长旺盛。

◐ 地理分布：全国各地均有栽培，以东北最著名。

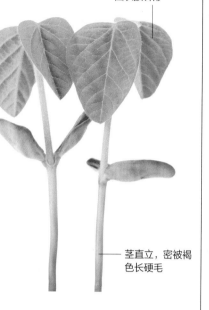

小叶纸质，宽卵形、近圆形或椭圆状披针形

茎直立，密被褐色长硬毛

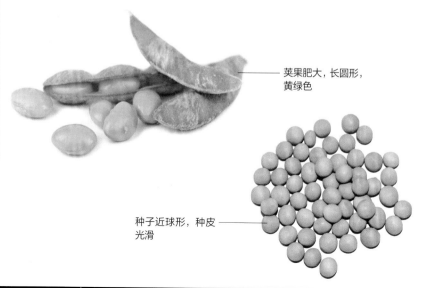

荚果肥大，长圆形，黄绿色

种子近球形，种皮光滑

食用部位：荚果　小贴士：以颗粒饱满且整齐均匀，无破瓣、无缺损、无虫害、无霉变者为佳

别名: 青小豆、菉豆、植豆
科属: 豆科，豇豆属

绿豆

一年生草本植物，高 20~60 厘米。茎被褐色长硬毛；羽状复叶，小叶卵形，全缘，叶柄长；总状花序腋生，旗瓣近方形，外面黄绿色，翼瓣卵形，黄色；荚果线状圆柱形，被淡褐色长硬毛；种子淡绿色或黄褐色，短圆柱形。

○ **营养分析:** 含有球蛋白、脂肪、碳水化合物、维生素 B_1、维生素 B_2、胡萝卜素、叶酸，以及矿物质钙、磷、铁等，营养丰富，可制作成绿豆糕、绿豆粥、绿豆沙等食用。

○ **生长习性:** 喜温热，耐阴性强，适宜与其他作物，特别是禾本科作物间作套种。

○ **地理分布:** 南北各地均有栽培。

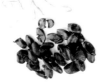

绿豆芽略呈黄色，不太粗，水分适中，无异味

荚果线状圆柱形，被淡褐色长硬毛

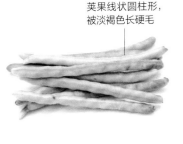

羽状复叶，小叶卵形，全缘，叶柄长

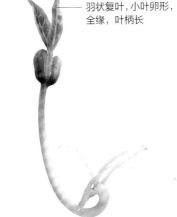

种子淡绿色或黄褐色，短圆柱形

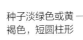

食用部位: 荚果 | **小贴士:** 小孩因天热起痱子，用绿豆和鲜荷叶服用，清热解毒，效果很好

别名：胡豆、南豆、竖豆、佛豆、罗汉豆
科属：豆科，野豌豆属

蚕豆

一年生草本植物。主根短粗，多须根，根瘤粉红色，密集；茎直立，具四棱，中空；小叶互生，椭圆形、长圆形或倒卵形，全缘；总状花序腋生，花冠白色，具紫色脉纹及黑色斑晕；荚果肥厚，表皮绿色被绒毛；种子长方圆形，种皮革质。

○ **营养分析：**含蛋白质、碳水化合物、粗纤维、磷脂、胆碱、维生素 B_1、维生素 B_2、烟酸，以及钙、铁、磷和钾等多种矿物质，尤其是磷和钾含量较高。

○ **生长习性：**种子发芽的适宜温度为16~25℃，最低温度为 3~4℃，最高温度为30~35℃。

○ **地理分布：**四川最多，其次为云南、湖南、湖北、江苏、浙江和青海等地。

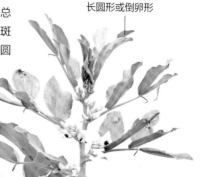

小叶互生，椭圆形、长圆形或倒卵形

花冠白色，具紫色脉纹及黑色斑晕

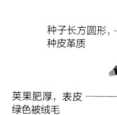

种子长方圆形，种皮革质

荚果肥厚，表皮绿色被绒毛

○ **品种鉴别：**

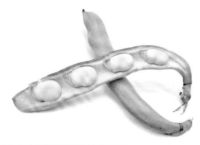

日本吋蚕

春播品种，花白色，结荚部位低，结荚多，分枝少，单荚粒数一般为4~5粒。不易裂荚。种皮乳白色。

食用部位：荚果　小贴士：蚕豆可煮、炒、油炸，也可浸泡后剥去种皮，用来炒菜或做汤

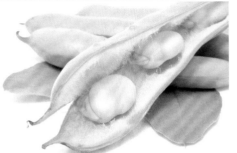

湟源马牙蚕豆
　　春播类型。该品种种皮乳白色，百粒重160克左右，属大粒种，是青海省优良地方品种，产量高而稳定。

青海3号蚕豆
　　春播蚕豆品种，具有高产、粒大的特点。种皮乳白色，籽粒蛋白质含量为24.3%，脂肪为1.2%。

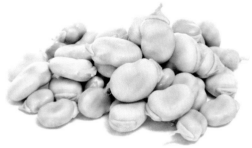

品蚕D
　　春播品种，具有高产、优质、小粒、耐旱耐瘠的特点。单荚粒数2~3个，百粒重50~60克，种皮乳白色，种子蛋白质含量为28.36%，种子单宁酸含量少，不含蚕豆苷等生物碱，是粮饲兼用的好品种。适于北方蚕豆主产区。

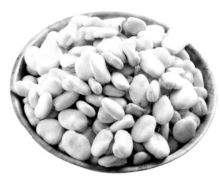

临夏马牙蚕豆
　　春性较强。甘肃省临夏州优良地方品种，因籽粒大形似马齿形而得名。该品种种皮乳白色。适应性强，高产稳产，是我国重要的蚕豆出口品种。

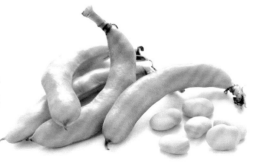

别名: 麦豌豆、寒豆、麦豆、雪豆、毕豆、麻累、国豆
科属: 豆科,豌豆属

豌豆

　　一年生缠绕草本植物,全株绿色,被粉霜。主根、侧根均有根瘤,小叶卵圆形,全缘;花白色或紫红色,单生或总状腋生,花瓣蝴蝶形;荚果长椭圆形或扁形,内侧有坚硬纸质的内皮;种子圆形,青绿色,干后变为黄色。

● 营养分析:营养丰富,特别是 B 族维生素的含量很高,还含有较多的胡萝卜素、维生素 C 及无机盐等营养成分,常食有助于提高机体免疫力。

● 生长习性:日照植物,喜冷冻湿润气候,耐寒,不耐热,对土壤要求不严格,在排水良好的沙壤上或新垦地均可栽植,以疏松、含有机质较高的中性土壤为宜。

● 地理分布:四川、河南、湖北、江苏和青海等地。

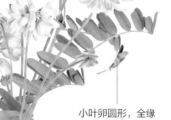

花白色或紫红色,
花瓣蝴蝶形

小叶卵圆形,全缘

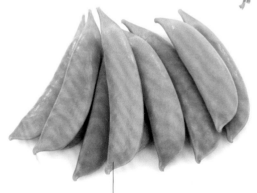

荚果长椭圆形或扁形

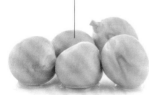

种子圆形,青绿色,
干后变为黄色

食用部位:荚果 | **小贴士:** 豌豆上市的早期要买饱满的,后期要买偏嫩的

别名：胡麻、白麻
科属：胡麻科，胡麻属

芝麻

　　一年生直立草本植物。茎中空或有白色髓部；叶微有毛，叶矩圆形或卵形，叶柄长；花单生或腋生，被柔毛，花冠筒状，白色而常有紫红色或黄色的彩晕；蒴果矩圆形，有纵棱，被毛；种子有黑白之分。

○ 营养分析：含有大量的脂肪和蛋白质，其中主要为油酸、亚油酸、棕榈酸、花生酸等；还含有膳食纤维、糖类、维生素 A、维生素 B_1、维生素 B_2、维生素 E、烟酸、卵磷脂、钙、铁和镁等营养成分。

○ 生长习性：喜稍阴环境，种子小，根系浅，最适合在微酸至中性的疏松土壤中种植。

○ 地理分布：原产于云贵高原。主要分布在黄河及长江中下游地区。

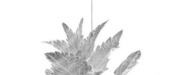

叶矩圆形或卵形，叶柄长

花冠筒状，白色而常有紫红色或黄色的彩晕

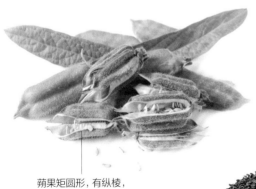

蒴果矩圆形，有纵棱，被毛

种子有黑白之分，黑色的种子入药，有补肝益肾、润燥通便的功效

食用部位：嫩叶 ┃ 小贴士：芝麻含有丰富的维生素 E，可使皮肤白皙润泽，并能预防各种皮肤炎

别名: 藕豆、火镰扁豆、膨皮豆、藤豆、沿篱豆、鹊豆、查豆
科属: 豆科，扁豆属

扁豆

　　一年生草本植物。全株几无毛，茎长可达
6米，常呈淡紫色，顶生小叶菱状广卵形，
两面沿叶脉处有白色短柔毛；总状花
序直立，总花梗长，花冠白色或紫色，
旗瓣圆形；扁平荚果呈长圆状镰形；种
子扁平，长椭圆形，白色或紫黑色。

○ **营养分析:** 含蛋白质、脂肪、糖类、钙、磷、
铁、钾及食物纤维、维生素等，尤其是扁豆衣
的 B 族维生素含量特别丰富。

○ **生长习性:** 种子适宜发芽温度为
22~23℃。植株能耐35℃左右高温，
根系发达、耐旱力强，对各种土
壤适应性好。

○ **地理分布:** 山西、陕西、甘肃、河北、河南
和云南等地。

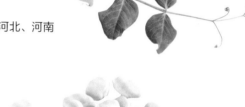

顶生小叶菱状广卵形

荚果长圆状镰形，
扁平

种子扁平，长椭圆形，
白色或紫黑色

○ **品种鉴别:**

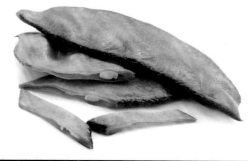

红镶边绿扁豆
　　外形美观，色彩斑斓，肉质
鲜嫩，油性较强，芳香独特，口
感爽滑。

食用部位: 荚果 | **小贴士:** 幼苗用沸水焯熟后可凉拌，也可炒食。果实烹调前应用冷水浸泡

别名：赤豆、红豆、红饭豆、米赤豆
科属：豆科，豇豆属

赤小豆

　　一年生直立草本植物。茎直立，三出复叶互生；总状花序腋生，黄色花冠为蝶形，旗瓣有短爪；荚果圆柱形，干燥种子略呈圆柱形；种皮赤褐色或紫褐色，平滑。

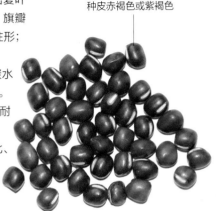

干燥种子略呈圆柱形，
种皮赤褐色或紫褐色

○ 营养分析：含蛋白质、脂肪、淀粉、碳水化合物、膳食纤维、维生素和多种矿物质。

○ 生长习性：喜湿润潮湿的气候，喜阴、耐旱、抗寒。

○ 地理分布：山西、吉林、北京、天津、河北、陕西、山东、安徽、江苏、浙江、江西、广东和四川等地。

食用部位：种子　小贴士：以身干、颗粒饱满、色赤红发暗者为佳

别名：乌豆、橹豆、枝仔豆、马料豆　　科属：豆科，大豆属

黑豆

　　一年生草本植物，高 50~80 厘米。茎直立或上部蔓性，密生黄色长硬毛；总状花序腋生，花白色或紫色，花冠蝶形；褐色荚果为长方披针形；种子卵圆形或近于球形，种皮黑色，子叶黄色、绿色或黑色。

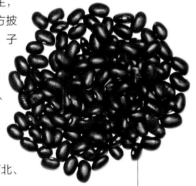

○ 营养分析：含有蛋白质、脂肪、碳水化合物、B 族维生素、胡萝卜素，以及钙、磷、铁、钾等矿物质。

○ 生长习性：喜温暖，耐高温，生长适宜温度 18~30℃。

○ 地理分布：原产安徽东北部，现在河南、河北、山东、江苏等地亦有种植。

种子卵圆形或近于
球形，种皮黑色。

食用部位：种子　小贴士：以颗粒大而饱满、色泽乌黑发亮者为佳

豇豆

一年生草本植物。茎近无毛；羽状复叶，托叶披针形，小叶卵状菱形，近全缘；总状花序腋生，花聚生于花序的顶端，花冠黄白色而略带青紫；荚果下垂，直立或斜展，线形，稍肉质而膨胀或坚实；种子长椭圆形或圆柱形或稍肾形，黄白、暗红或其他颜色。

◐ 营养分析：含蛋白质、维生素 A、维生素 C、烟酸，以及铁、镁等矿物质。

◐ 生长习性：要求高温环境，一般为20~25℃，在夏季 35℃以上高温仍能正常结荚。

◐ 地理分布：河南、山西、河北、湖北等地。

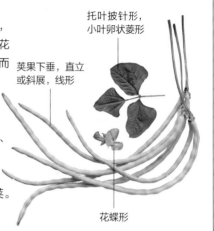

托叶披针形，小叶卵状菱形

荚果下垂，直立或斜展，线形

花蝶形

食用部位：荚果 | 小贴士：采摘的新鲜豇豆，应急时保鲜收藏，一般采用塑料袋密封保鲜

荷兰豆

一年生缠绕草本植物。全株绿色，光滑无毛，被粉霜；小叶卵圆形，全缘，托叶叶状，卵形，单生或总状腋生；花瓣蝴蝶形，白色或紫红色；荚果长椭圆形，内侧有坚硬纸质的内皮；青绿色种子椭圆或扁圆，有皱纹或无。

◐ 营养分析：含有丰富的碳水化合物、蛋白质、胡萝卜素和人体必需的氨基酸。

◐ 生长习性：对土壤要求不严格，在排水良好的沙壤上或新垦地均可栽植。

◐ 地理分布：全国各地均有栽培。

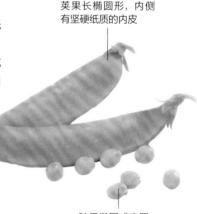

荚果长椭圆形，内侧有坚硬纸质的内皮

种子椭圆或扁圆，青绿色，有皱纹或无，干后变为黄色

食用部位：荚果 | 小贴士：若留种或采收干豆，可等豆荚枯黄时再摘下

别名：菜豆、芸豆、豆角
科属：豆科，菜豆属

四季豆

　　一年生草本植物。幼茎绿色、暗紫和淡紫红色，成熟后多绿色；总状花序，蝶形花，花冠白、黄、紫或淡紫色；豆荚背腹两边沿有缝线，先端有尖长的喙，扁条形；荚果直或稍弯曲；种子着生在豆荚内，肾形，有红、白、黄、黑及斑纹等颜色。

荚果直或稍弯曲

○ 营养分析：富含蛋白质和多种氨基酸，还含有碳水化合物、胡萝卜素、维生素 A、B 族维生素、维生素 C、膳食纤维以及钙、钠等。

○ 生长习性：喜温暖不耐霜冻。种子发芽的温度范围是 20~30℃，低于 10℃或高于 40℃不能发芽。

○ 地理分布：南北方广为种植。

三出复叶，近心脏形

种子肾形，有红、白、黄、黑及斑纹等颜色

○ 品种鉴别：

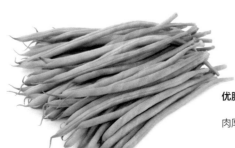

优胜者四季豆
　　嫩荚近圆棍形，长约 14 厘米，均重 8.6 克。肉厚纤维少，品质好。

食用部位：荚果　｜　小贴士：烹煮时要保证四季豆熟透，否则会发生中毒

别名：长生果、落花生、泥豆、番豆、地豆
科属：豆科，落花生属

花生

　　一年生草本植物。根部有丰富的根瘤；茎直立或匍匐，茎和分枝均有棱，被黄色长柔毛；纸质小叶呈卵状长圆形至倒卵形，全缘，两面被毛，边缘具睫毛；花长约8毫米，苞片披针形，花冠黄色或金黄色；荚果外皮粗糙，多数带方格花纹，黄白色。

◐ 营养分析：果实含有蛋白质、脂肪、糖类、维生素 A、维生素 B_6、维生素 E、维生素 K，以及矿物质钙、磷、铁等营养成分，含有 8 种人体所需的氨基酸及不饱和脂肪酸，还含有卵磷脂、胆碱、胡萝卜素、粗纤维等物质。

◐ 生长习性：适宜气候温暖、雨量适中的沙质土地区。

◐ 地理分布：辽宁、山东、河北、河南、江苏、福建、广东、广西、贵州和四川等地。

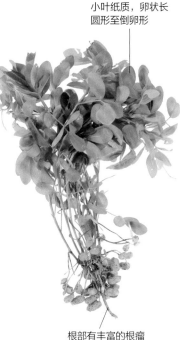

小叶纸质，卵状长圆形至倒卵形

根部有丰富的根瘤

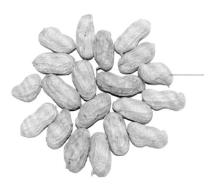

荚果外皮粗糙，多数带方格花纹，黄白色

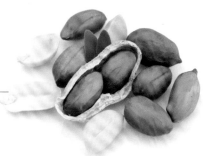

种皮内为两片子叶，呈乳白色或象牙色

食用部位：果实 ｜ 小贴士：将花生连红衣一起与红枣搭配使用，既可补虚，又能止血

別名：饭豇豆、米豆、饭豆、甘豆、白豆
科属：豆科，扁豆属

眉豆

一年生缠绕草本植物，高 20~40 厘米。顶生小叶卵状菱形，两侧小叶斜卵形，先端短尖，边全缘或近全缘；总状花序腋生；花冠白色或紫红色，花柱近顶端有白色短绒毛；荚果扁，镰刀形或半椭圆形；种子扁，长圆形，白色或紫黑色。

◑ 生长习性：喜冷凉气候，多种在温带和亚热带地区，热带地区常在最寒冷的季节或在高海拔地区栽培。

◑ 地理分布：山西、陕西、甘肃、河北、河南、湖北、云南和四川等地。

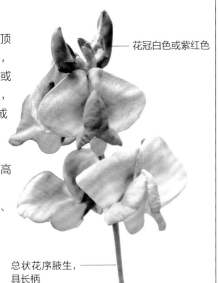

花冠白色或紫红色

总状花序腋生，具长柄

荚果扁，镰刀形或半椭圆形

种子一侧边缘有隆起的白色眉状种阜

顶生小叶卵状菱形，两侧小叶斜卵形

食用部位：荚果 ┃ 小贴士：采收成熟荚果，晒干，除去荚皮，收集种子炒黄或稍煮

别名：挟剑豆、野刀板藤、葛豆、刀豆角
科属：豆科，刀豆属

刀豆

　　一年生缠绕草本植物。茎长达数米，无毛或稍被毛；羽状复叶，小叶卵形，小叶柄被毛；总状花序具长总花梗，蝶形花冠，白色、粉红或淡紫色；荚果带状，略弯曲；种子椭圆形或长椭圆形，种皮红色或褐色。

● 营养分析：营养丰富，含有蛋白质、脂肪、碳水化合物、膳食纤维、钙、铁、维生素 A、维生素 B_1、维生素 B_2、维生素 C、烟酸、泛酸和细胞凝集素等多种营养成分。

● 生长习性：喜温暖，不耐寒霜。对土壤要求不严格，但以排水良好而疏松的沙壤土为佳。

● 地理分布：广东、海南、广西、四川、云南、湖南、江西、湖北、江苏、山东、浙江、安徽和陕西等地。

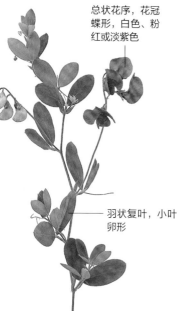

总状花序，花冠蝶形，白色、粉红或淡紫色

羽状复叶，小叶卵形

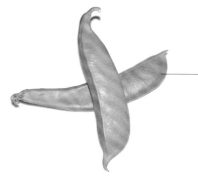

荚果带状，略弯曲

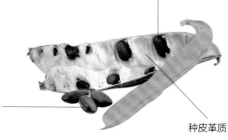

种子呈扁卵形或扁肾形，表面淡红色至红紫色，微皱缩，略有光泽

边缘有眉状黑色种脐

种皮革质

食用部位：荚果 | **小贴士：**烹饪时要注意火候，如火候不够则有豆腥味和生硬感，会引起食物中毒

别名：龙豆、翘豆、杨桃豆
科属：豆科，四棱豆属

贡棱豆

一年生或多年生草本植物。根系发达，有较多的根瘤；茎分枝性强，光滑无毛，绿色或绿紫色，横断面近圆形；叶为三出复叶，互生，小叶呈阔卵圆形，全缘，顶端急尖；腋生总状花序，花较大，花冠紫蓝色；豆荚呈带棱的长条方形四面体，棱缘翼状，有疏锯齿，绿色或紫色，老熟后深褐色；种子卵圆形，光滑，种皮有白色、黄色、褐色、黑褐色等多种颜色。

○ 营养分析：富含维生素和多种营养元素，以蛋白质含量高而称著，素有"绿色黄金"和"豆中之王"之美誉。

○ 生长习性：对光照长短反应敏感，喜温暖多湿的气候环境，有一定的抗旱能力，但不耐长久干旱；对土壤要求不严格，以肥沃的沙壤土最佳。

○ 地理分布：云南、贵州、四川、广西、广东、海南、台湾等地。

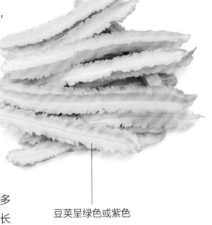

豆荚呈绿色或紫色

豆荚呈带棱的长条方形四面体，棱缘翼状，有疏锯齿

种子卵圆形，光滑

食用部位：豆荚　小贴士：可鲜吃或腌制，清脆爽口，风味独特，畅销海内外

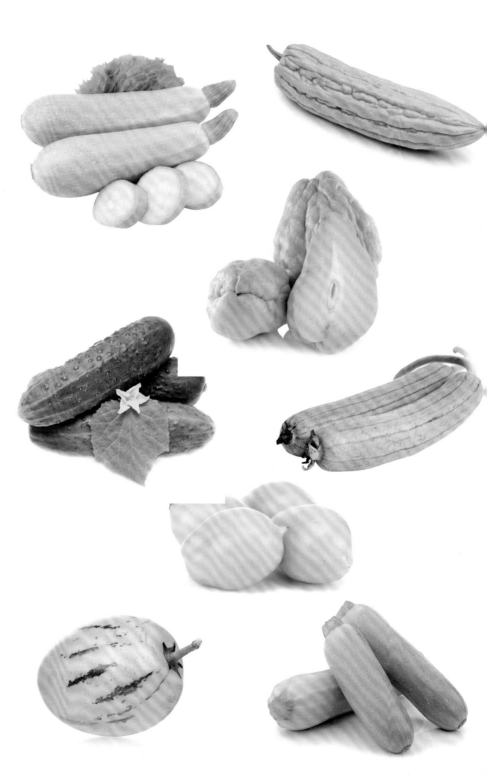

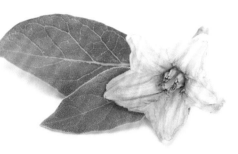
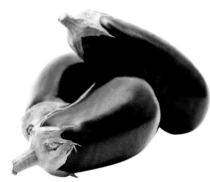

第三章
茄果瓜类蔬菜

茄果瓜类蔬菜是各地夏季的主要蔬菜，
具有产量高、采收期长、营养丰富等特点。
主要包括西红柿、茄子、辣椒和南瓜等。
茄果瓜类蔬菜的生长发育周期包括
发芽期、幼苗期、开花坐果期、结果期。

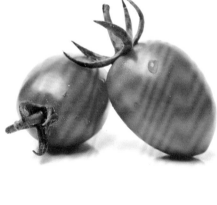
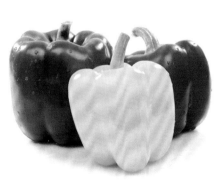
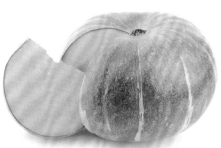

别名：小番茄、珍珠小番茄、樱桃小番茄
科属：茄科，番茄属

圣女果

植株有无限生长的，株高2米以上；叶为奇数羽状复叶，小叶多而细；花冠辐状，黄色，花萼裂片披针形；果实以圆球形为主，果实鲜艳，有红、黄、绿等果色，单果重一般为10~30克，种子比普通番茄小，心形。

○ **营养分析**：含有谷胱甘肽和茄红素等特殊物质，可促进人体的生长发育，特别是可以促进小儿的生长发育，并且可增强人体抵抗力，延缓衰老。

○ **生长习性**：喜温暖，较耐旱，不耐湿，以排水良好、土层深厚、肥沃的微酸性土壤种植为宜。

○ **地理分布**：全国各地。

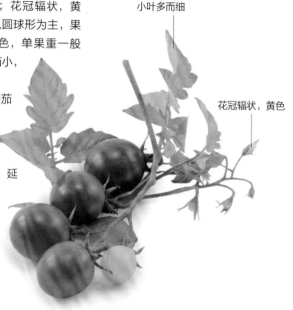

叶为奇数羽状复叶，小叶多而细

花冠辐状，黄色

果实以圆球形为主，有红、黄、绿等色，远远看上去像一颗颗樱桃，故此得名樱桃小番茄

种子比普通番茄小，心形

◑ 品种鉴别：

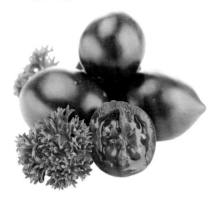

深红大枣番茄
　　果实最大，单果最重，椭圆形，果皮
为紫红色,产量最高,皮色较差,品质一般。
适宜做蛋糕的装饰。

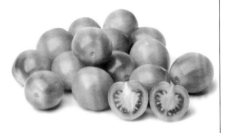

绿果樱桃番茄
　　果型圆形绿色，果肉坚硬，不易裂
果,果实含糖量高,酸甜适口,品质佳。
适合洗净之后生食。

黄圣女果
　　椭圆形，果皮黄色。果型相对较大,
皮较厚,颜色鲜黄,品质相对较好。

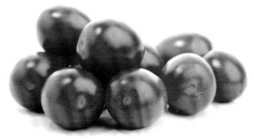

红圣女果
　　果型最小,为长椭圆形,产量高,
品质最好。适合做果酱食用。

別名：番茄、番柿、六月柿、洋柿子
科属：茄科，番茄属

西红柿

　　多年生草本植物。全体生黏质腺毛，有强烈气味；茎易倒伏；叶羽状复叶或羽状深裂，小叶极不规则，卵形或矩圆形，边缘有不规则锯齿或裂片；黄色花冠辐状；浆果扁球状或近球状，肉质多汁，橘黄色或鲜红色，光滑；种子黄色。

◎ **营养分析**：含有蛋白质、糖类、有机酸、纤维素和钙、磷、钾、镁、铁、锌、铜和碘等多种元素，尤其是 B 族维生素和维生素C、胡萝卜素含量高。

◎ **生长习性**：喜光，喜温暖环境，对土壤条件要求不高，以土层深厚、排水良好、富含有机质的肥沃壤土为佳。

◎ **地理分布**：全国各地均有栽培。

◎ **品种鉴别**：

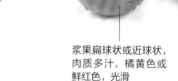

叶羽状复叶或羽状深裂

浆果扁球状或近球状，肉质多汁，橘黄色或鲜红色，光滑

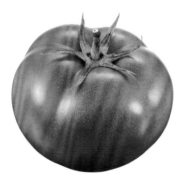

桃太郎西红柿
　　果实品质优，桃圆形，大小较均匀。色泽鲜艳，浓桃红色。果肉厚，不易腐烂。口感鲜甜。水分少，肉质致密。

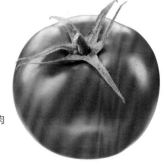

六月红
　　果实近圆形或椭圆形，皮薄，肉质细嫩而黏滑，品质佳，商品性好。

食用部位：果实　**小贴士：** 采收西红柿时最好不带果蒂，以防果实相互被刺伤

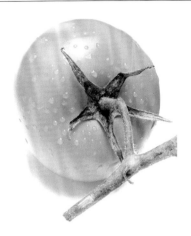

大叶西红柿
　　茎具蔓生性，被有茸毛，叶大，有似土豆叶，所以又称其为薯叶西红柿。果实有圆形、扁圆形及扁平形等，果色有火红、粉红或黄色等。

串西红柿
　　又名穗西红柿。果实成熟后能长时间保留在果穗上不脱落。果实红色，大小、形状和颜色整齐一致。果肉硬，抗裂，耐贮运。

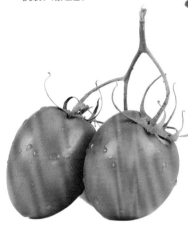

李形西红柿
　　花少，7 朵左右，中等大小。果实小，单果重 15~20 克，果色有红、黄、粉红色等，种子少。

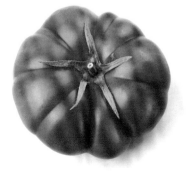

直立西红柿
　　果实呈圆球形、扁圆形或扁平形，表面平滑或有菱形。主要有火红色和粉红色果实两种。

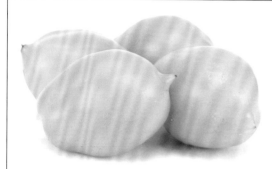

梨形西红柿

水果型小西红柿，果皮和果肉均为黄色，果实味道佳。具有果形新奇、观赏性强、风味独特的特征。

普通西红柿

花序有总状或复总状，花从少数到多数。果实有各种形状、各种颜色，大小不一。

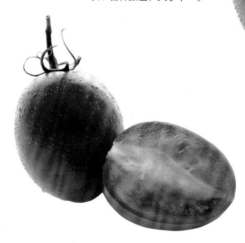

长圆形西红柿

花有多有少，通常具有7朵。果实有火红、粉红及深黄等颜色。

樱桃西红柿

又叫袖珍西红柿、迷你西红柿，是西红柿大家族中的一员。果形有球形、洋梨形、醋栗形，果色有红色、粉色、黄色及橙色。

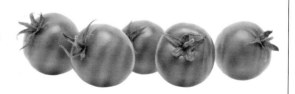

别名：番椒、海椒、辣子、辣角、秦椒
科属：茄科，辣椒属

辣椒

一年生或多年生植物。茎分枝，稍"之"字形折曲；叶互生或簇生，矩圆状卵形、卵形或卵状披针形，全缘；花单生，俯垂，花冠白色，裂片卵形；果梗较粗壮，果实长指状，顶端渐尖且常弯曲，果实绿色、红色、橙色或紫红色；种子扁肾形，淡黄色。

○ **营养分析**：维生素 C 含量高居蔬菜之首位，B 族维生素、胡萝卜素以及钙、铁等矿物质含量亦较丰富。

○ **生长习性**：适宜的温度为 15~34℃。种子发芽适宜温度 25~30℃，低于 15℃或高于 35℃时种子不发芽。

○ **地理分布**：四川、贵州、湖南、云南、陕西、内蒙古等地。

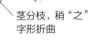

叶互生或簇生，矩圆状卵形、卵形或卵状披针形

茎分枝，稍"之"字形折曲

果实有绿色、红色、橙色或紫红色

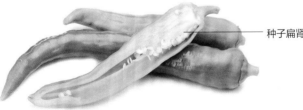

种子扁肾形，淡黄色

○ **品种鉴别**：

矮椒
植株较矮，果实小，卵形或长卵形。

食用部位：果实 | **小贴士**：切辣椒时，可以用手指肚按着辣椒，而不是用指甲掐住辣椒

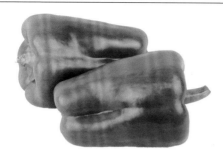

青椒

　　其特点是果实较大，辣味较淡，作蔬菜食用而不作为调味料。新培育出来 的品种还有红、黄、紫等多种颜色，被广泛用于配菜。

羊角椒

　　是甜椒的一种，形如羊角，又名鸡泽辣椒，色泽紫红光滑，细长，尖上带钩，其特点为皮薄、肉厚、色鲜、味香、辣度适中。食用广泛且方便，可鲜食、干食、炒食、炸食、腌食。

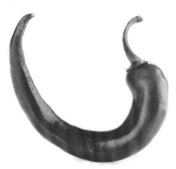

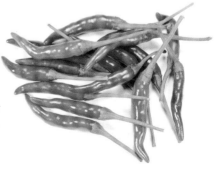

甜柿椒

　　分为无限生长、有限生长和部分有限生长类型。色彩多样。

朝天椒

　　又称小辣椒。其分枝多、茎直立，单叶互生；花白色，开花期 5 月初至 7 月底，果实簇生于枝端，又辣又香。四川、重庆一带特产。

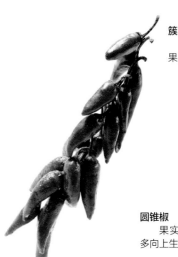

簇生椒

　　叶狭长，果实簇生，果色深红，果肉薄，辣味甚强，油分高。

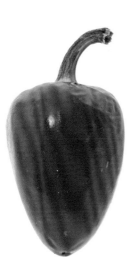

圆锥椒

　　果实为圆锥形或圆筒形，多向上生长，味辣。

七星椒

　　是国内最辣的辣椒之一。皮薄肉厚、色鲜味美，素以辣素重、回味甜而闻名，放在1米的视线内，就能将很多人辣出泪来。

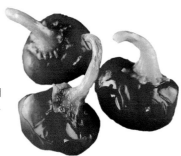

樱桃辣椒

　　叶中等大小，圆形、卵圆或椭圆形。果小如樱桃，圆形或扁圆形，红、黄或微紫色，辣味甚强。

别名：落苏、昆仑瓜、矮瓜、紫茄、白茄
科属：茄科，茄属

茄子

　　一年生草本植物。根系发达，木质化相对较早；花为两性花，单生或簇生，白色或紫色，基部合生成筒状；果实为浆果，圆形、长棒状或卵圆形，紫色、红紫色、绿色、白色等；种子扁圆形，外皮光滑而坚硬。

◐ 营养分析：含蛋白质、维生素 A、B 族维生素、维生素 C、维生素 P、脂肪、糖类及矿物质等，尤其是紫色品种，堪称价廉物美的保健蔬菜。

◐ 生长习性：喜温、耐热，最适宜生长温度为 20~30℃，低于 20℃时其受精较难，果实发育不良。

◐ 地理分布：全国各地均有栽培。

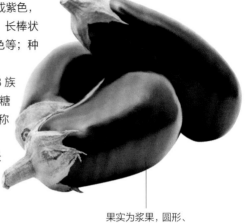

果实为浆果，圆形、长棒状或卵圆形

花为两性花，单生或簇生，白色或紫色

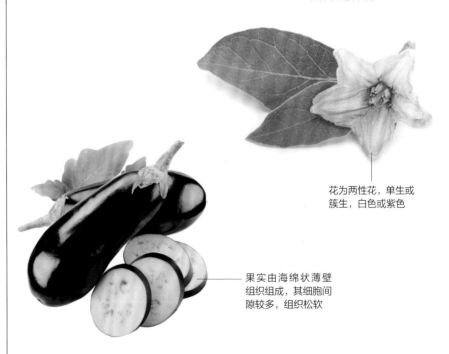

果实由海绵状薄壁组织组成，其细胞间隙较多，组织松软

食用部位：果实　｜　小贴士：以无裂口、腐烂、锈皮、斑点少、皮薄、子少、肉厚、细嫩的为佳

○ 品种鉴别：

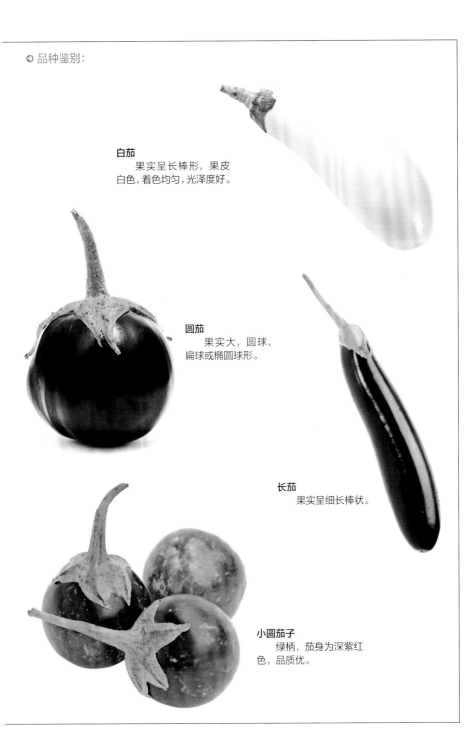

白茄
　　果实呈长棒形，果皮白色，着色均匀，光泽度好。

圆茄
　　果实大，圆球、扁球或椭圆球形。

长茄
　　果实呈细长棒状。

小圆茄子
　　绿柄，茄身为深紫红色，品质优。

別名：胡瓜、刺瓜、青瓜、王瓜、勤瓜
科属：葫芦科，黄瓜属

黄瓜

一年生草本植物。茎枝伸长，有棱沟，被白色的糙硬毛；膜质叶片呈宽卵状心形；雌雄同株，雄花数朵在叶腋簇生，花梗纤细，花冠黄白色，裂片长圆状披针形；近圆柱形果实呈油绿或翠绿色，表面有柔软的小刺；白色种子小，狭卵形。

● 营养分析：富含蛋白质、糖类、维生素 B_2、维生素 C、维生素 E、胡萝卜素、烟酸、钙、磷、铁等营养成分。

● 生长习性：喜湿而不耐涝、喜肥而不耐肥，宜选择富含有机质的肥沃土壤。

● 地理分布：全国各地普遍栽培。

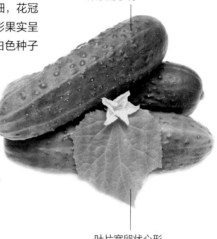

果实近圆柱形，呈油绿或翠绿色，表面有柔软的小刺

叶片宽卵状心形，膜质

● 品种鉴别：

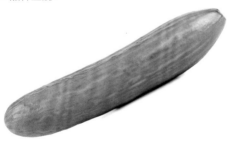

乳黄瓜

扬州地方品种。瓜长 8~14 厘米，横径 1.3 厘米左右时采收，作"乳黄瓜"的腌制原料。

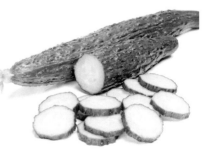

粤秀一号

瓜棒形，长 33 厘米左右，早熟，适宜春秋露地栽培。皮比一般黄瓜都要厚，耐储藏。

食用部位：果实 | 小贴士：黄瓜汁能降火气，排毒养颜，黄瓜片敷在脸上能祛痘

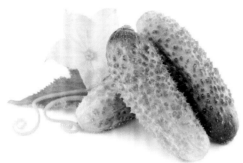

新泰密刺

  该品种茎粗，主蔓结瓜，回头瓜也多。果实长 25 厘米左右。

汉中秋瓜

  汉中地方品种。果实较小，表皮淡绿色，刺瘤少。耐高温，抗病性强。

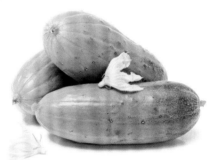

荷兰小黄瓜

  称为"迷你黄瓜"，植株蔓生，果实长约 10 厘米，果皮无棘，肉质香甜。因其表皮柔嫩光滑，色泽均匀，口感脆嫩，瓜味浓郁，可当水果生吃，因此又称为"水果黄瓜"，是市场上较为畅销的蔬菜、水果兼用品种。

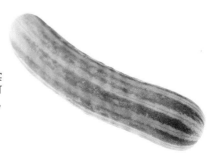

兴绿菜瓜

  瓜皮深绿色，夹有浅白色条纹，果实长粗棒形。果肉未熟时青白色，肉厚。可热炒，凉拌，脆嫩可口。成熟后果瓤橘红色，果肉食之香甜酥脆，单瓜重 1~3 千克。

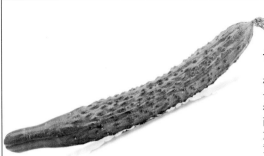

长春密刺

原是山东省新泰地方品种"小八权"，后从长春传向华北各地，故名长春密刺。果实长 25~30 厘米，横径 3 厘米左右，表皮深绿色，刺瘤小而密，刺白色，棱不明显。平均单瓜重 200 克左右。体形长，是著名"拍黄瓜"的最适宜品种。

欧盛 2 号油瓜

果实深绿色，光滑无刺；瓜条顺直，整齐均匀。果肉厚，产量高。

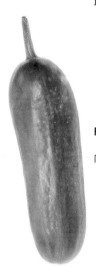

F1 水果黄瓜

果实长约 10 厘米，果皮无棘，肉质香甜。家庭室内四季可播。

日本小黄瓜

蔓生，生长势强，抗病、耐热。瓜短棒形，瓜皮浅绿色，肉质脆嫩，清香。

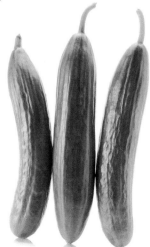

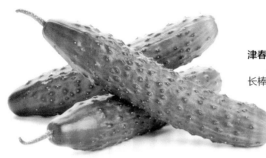

津春四号青瓜

　　主蔓结瓜，较早熟，长势中等。瓜长棒形，长35厘米。适宜春秋露地栽培。

园丰元6号青瓜

　　瓜条直顺，深绿色，有光泽，白刺，刺瘤较密，瓜把短，品质优良，产量高。

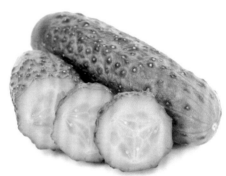

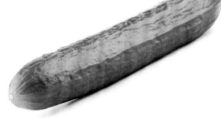

早青二号

　　广东省农科院蔬菜所育成的华南型黄瓜一代杂种，生长势强。瓜圆筒形，皮色深绿，瓜长21厘米，品质好。

海阳白玉黄瓜

　　俗称白黄瓜，又名"梨园白"。叶色浅绿。瓜条圆筒形，粗细均匀。瓜色浅白绿色，有光泽，无棱沟，刺瘤少，果肉白色，质脆，口味佳。

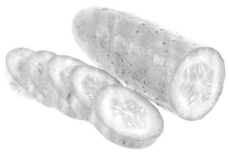

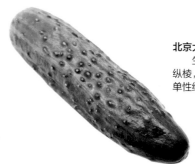

北京大刺瓜

  生长势中等，果实棒状。表面有 10 条纵棱，刺瘤大，刺白色。果实内部种子少，单性结实性强。肉脆味香，品质极佳。

中农 8 号

  瓜条棒形，瓜把短，瓜皮色深绿、有光泽，无黄色花条斑，瘤小，刺密、白色，无棱，肉质脆、味甜，品质佳。瓜长 35~40 厘米。含有丰富的维生素 E。

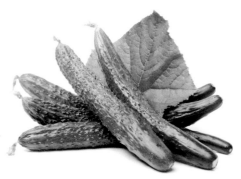

锡金黄瓜

  果实大，果短圆筒或长圆筒形，皮色浅，瘤稀，刺黑或白色。皮厚，味淡。喜湿热，严格要求短日照。

碧玉黄瓜

  欧洲光皮水果型黄瓜一代杂种，主蔓结瓜为主。瓜条直，果肉厚，种子腔小，无刺，瓜色碧绿，口味清香脆嫩。

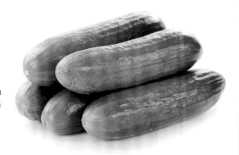

别名：瓠子、扁蒲、葫芦、夜开花
科属：葫芦科，葫芦属

瓠瓜

　　一年生草本植物。蔓生茎中空，上被白色茸毛，蔓长 3~4 米，多分枝；叶为单叶互生，心脏形或肾脏形，密生白色茸毛；白色单花腋生，花柄长；果实为瓠果，有长棒形、长筒形、短筒形、扁圆形或束腰形状，嫩果果皮淡绿色，果肉白色；种子扁平，卵形。

◎ 营养分析：与其他蔬菜相比，瓠瓜营养价值较低，含水量高，还含有少量的维生素、糖类、磷、钙等，味清淡，口感柔嫩。

◎ 生长习性：喜温植物，生长适温为20~25℃，不耐涝、旱，不耐瘠薄，以富含腐殖质的保水保肥力强的土壤为宜。

◎ 地理分布：全国各地均有栽培。

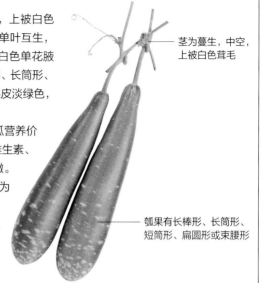

茎为蔓生，中空，上被白色茸毛

瓠果有长棒形、长筒形、短筒形、扁圆形或束腰形

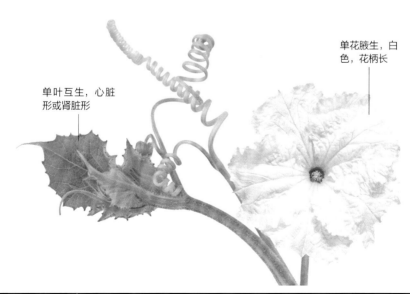

单花腋生，白色，花柄长

单叶互生，心脏形或肾脏形

食用部位：果实　小贴士：果实嫩时可食，成熟后壳硬，可做瓶、匙羹等用具

別名：倭瓜、番瓜、饭瓜、番南瓜
科属：葫芦科，南瓜属

南瓜

　　一年生草本植物。茎长数米；单叶互生，叶片心形或宽卵形；单性花，花冠钟状，黄色；瓠果扁球形、壶形、圆柱形，似橘瓣状，呈橙黄至橙红色，表面有纵沟和隆起，光滑或有瘤状突起；果柄有棱槽，瓜蒂喇叭状；种子卵形或椭圆形，灰白色或黄白色。

◎ 营养分析：含有淀粉、蛋白质、胡萝卜素、B族维生素、维生素C、可溶性纤维、叶黄素和磷、钾、钙、镁、锌、硅，以及人体必需的8种氨基酸和儿童必需的组氨酸，营养非常丰富。

◎ 生长习性：喜光、喜温，但不耐高温。喜欢在腐殖质高、质地疏松的沙壤土或壤土中生长。

◎ 地理分布：主产于浙江、江西、江苏、河北、山东、山西和四川等地。

单叶互生，叶片心形或宽卵形

单性花，花冠钟状，黄色

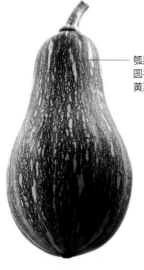

瓠果扁球形、壶形、圆柱形，果肉呈橙黄至橙红色

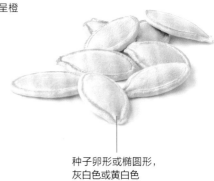

种子卵形或椭圆形，灰白色或黄白色

食用部位：果实、种子　　小贴士：南瓜的皮含有丰富的胡萝卜素和维生素，最好连皮一起食用

◎ 品种鉴别：

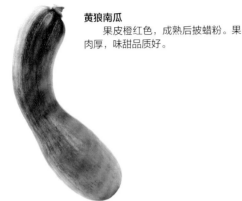

黄狼南瓜
　　果皮橙红色，成熟后披蜡粉。果肉厚，味甜品质好。

牛腿南瓜
　　果实长筒形，末端膨大，内有种子腔。果肉粗糙，肉质较粉。

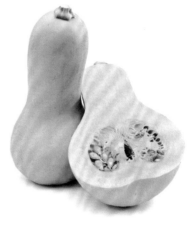

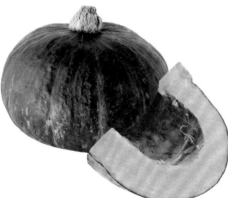

锦栗南瓜
　　果实墨绿色，扁圆形。果肉橙黄色，肉质细密甜粉。

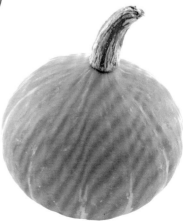

红栗南瓜
　　果实橙红色扁圆形。果肉味甜质粉，品质好。

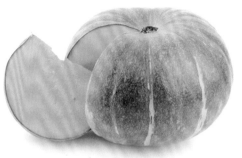

一品南瓜
　　果实扁圆形，果皮黑绿色，有灰绿色斑纹。果肉黄色，质粉味甜。

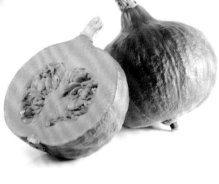

印度南瓜
　　瓜外表皮为橘红色，色泽鲜艳。圆形或扁圆形，也有长圆形。口感绵香，无异味。

早生赤栗
　　果实扁圆形，果皮金红色。果肉橘黄，质粉味甜。含有丰富的微量元素锌。

叶儿三南瓜
　　山东省平原县地方品种。早熟。瓜呈扁圆形，嫩瓜墨绿有黄白斑。老熟瓜棕黄色有肉色斑。瓜表面有明显白色深棱，有蜡粉。

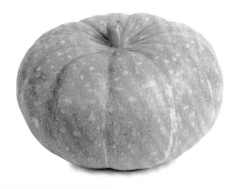

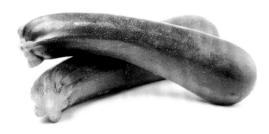

博山长南瓜
　　山东省淄博市博山区地方品种。叶片大，深绿色，掌状五角形。瓜呈细长颈圆筒形，瓜皮墨绿，瓜面光滑，有蜡粉。

北京甜栗
　　果实扁圆形，果皮深绿色，有浅色斑纹。果肉黄色，质细粉糯，口味香甜。

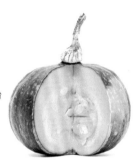
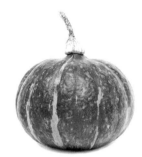

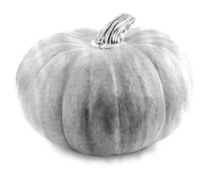

大磨盘南瓜
　　北京市地方品种。果实呈扁圆形，状似磨盘。嫩果皮色墨绿，成熟后为红褐色，有浅黄色条纹，被蜡粉。果肉橙黄色，含水分少，味甜质面品质好。

小磨盘南瓜
　　早熟品种。果实呈扁圆形，状似小磨盘。嫩果皮色青绿，完全成熟后变为棕红色，有纵棱。果肉味甜质面，品质好，单果重2千克左右。

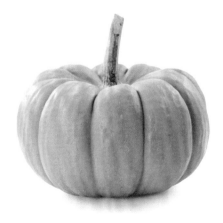

别名：合手瓜、合掌瓜、隼人瓜、安南瓜、寿瓜、洋瓜
科属：葫芦科，佛手瓜属

佛手瓜

多年生宿根草本植物。块状根膜质；膜质叶片近圆形，边缘有小细齿，上面深绿色；总状花序，雌雄同株，花冠辐状，裂片卵状披针形；淡绿色果实，倒卵形；种子卵形，压扁状。

◎ 营养分析：富含维生素、膳食纤维、氨基酸和矿物元素，有良好的保健作用。

◎ 生长习性：在热带、亚热带地区为多年生，温带地区因无法安全越冬，多作一年生栽培。

◎ 地理分布：山东沂源为全国最大的佛手瓜生产基地，云南、浙江、福建、广东、台湾等地多有栽培。

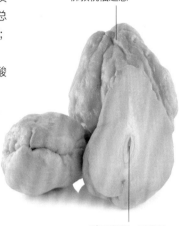

果实淡绿色，倒卵形，瓜形如两掌合十，有佛教祝福之意

种子卵形，压扁状

食用部位： 果实、嫩茎叶、卷须 | **小贴士：** 幼果以表面纵沟较浅、鲜绿色、细嫩、未硬化者为佳

别名：蛇王瓜、蛇豆、蛇丝瓜、大豆角　　科属：葫芦科，栝楼属

蛇瓜

一年生攀缘草本植物。茎纤细，多分枝；膜质叶片呈圆形或肾状圆形；花雌雄同株，雄花组成总状花序，花冠白色，裂片卵状长圆形；果实长圆柱形，形似蛇，瓜皮灰白色，上有多条绿色的条纹，肉白色，瓜瓤鲜红。

◎ 营养分析：含丰富的碳水化合物、维生素和矿物质，少有病虫害，可称为无公害蔬菜。

◎ 生长习性：喜湿润的环境，喜光，喜肥、耐肥也较耐贫瘠，对土壤适应性广，各种土壤均可栽培。

◎ 地理分布：山东省青岛地区种植较多，已逐渐成为常见的菜蔬食材。

果实长圆柱形，形似蛇，瓜皮灰白色，上有多条绿色的条纹

食用部位： 果实 | **小贴士：** 一条条蛇状长瓜从棚架上垂落下来，具有较高的观赏价值

別名：胜瓜、菜瓜
科属：葫芦科，丝瓜属

丝瓜

　　一年生草本植物。茎、枝粗糙，有棱沟，被微柔毛；单叶互生，有长柄，叶片掌状心形，边缘有波状浅齿；雌雄同株，雄花为总状花序，雌花单生，有长柄，花冠浅黄色；弧果短圆柱形或长棒形，绿色或墨绿色；种子扁矩卵形，黑、白或灰白色。

○ 营养分析：含蛋白质、脂肪、碳水化合物、钙、磷、铁及维生素 B_1、维生素 C，还含有皂苷、植物黏液、木糖胶、丝瓜苦味质、瓜氨酸等。丝瓜汁有"美人水"之称。

○ 生长习性：喜较强阳光，喜湿、怕干旱，以层厚、有机质含量高、透气性良好、保水保肥能力强的壤土、沙壤土为好。

○ 地理分布：南、北各地普遍栽培。

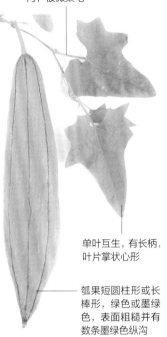

茎、枝粗糙，有棱沟，被微柔毛

单叶互生，有长柄，叶片掌状心形

弧果短圆柱形或长棒形，绿色或墨绿色，表面粗糙并有数条墨绿色纵沟

○ 品种鉴别：

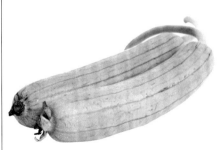

白玉香丝瓜
　　简称白丝瓜。该品种没有普通丝瓜的硬皮和涩味，外皮薄而酥软，纤维少，肉厚，味甜。

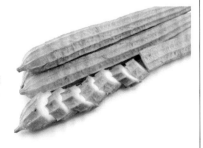

棱角丝瓜
　　瓜为长棒状，基部细，先端较粗，瓜皮绿色，皮质较硬。瓜肉白色，有清香味，品质好。

食用部位：果实 | 小贴士：烹制丝瓜时应注意尽量保持清淡，油要少用，可勾稀芡

别名：凉瓜、锦荔枝
科属：葫芦科，苦瓜属

苦瓜

　　一年生草本植物。浓绿色茎蔓生；叶互生，掌状深裂，绿色；花单生，花瓣黄色；果实纺锤形、短圆锤形、长圆锤形，表皮有青绿、绿白与白色，成熟时黄色，红色瓜瓤；种子扁平，呈龟甲状，淡黄色，种皮较厚，表面有花纹。

◎ 营养分析：含有蛋白质、脂肪、淀粉、钙、磷、铁、胡萝卜素、维生素 B_1、维生素 B_2 和维生素 C 等营养成分，夏季宜多吃苦瓜。

◎ 生长习性：喜温，较耐热，不耐寒，喜阳光而不耐阴，在肥沃疏松、保水、保肥力强的壤土上生长良好。

◎ 地理分布：全国各地均有栽培。

花单生，花瓣黄色

叶互生，掌状深裂，绿色

果实纺锤形、短圆锤形、长圆锤形

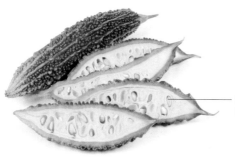

种子扁平，呈龟甲状，淡黄色

◎ 品种鉴别：

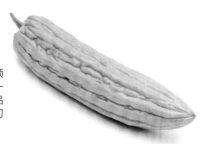

长身苦瓜
　　广东农家品种。果实长条形，顶端尖，有条状和瘤状突起，绿色，一般单瓜重250~600克。味甘苦，品质好，耐贮运。广东人习惯以苦瓜切片，晒干作药用。

食用部位：果实 | **小贴士：** 夏秋间都可吃到苦瓜，用作配菜佐膳，只觉可口，不觉其苦

別名：东瓜、枕瓜、白冬瓜、水芝、地芝
科属：葫芦科，冬瓜属

冬瓜

一年生草本植物。茎上有茸毛；叶片肾状近圆形，边缘有小齿，叶表面深绿色；雌雄同株，花单生，花冠黄色，辐状，裂片宽倒卵形；果实长圆柱状或近球状，有硬毛和白霜；卵形种子呈白色或淡黄色，压扁，有边缘。

◎ 营养分析：含蛋白质、糖类、胡萝卜素、多种维生素、粗纤维和钙、磷、铁，且钾盐含量高，钠盐含量低。

◎ 生长习性：喜温、耐热，在较高温度下生长发育良好。光照弱，湿度大时容易受冻。以排水方便、土层深厚、肥沃的沙壤土或黏壤土为宜。

◎ 地理分布：以河北、河南、安徽、江苏、浙江和四川等地产量较大。

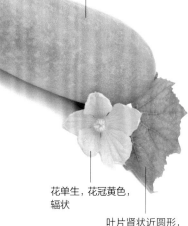

果实长圆柱状或近球状，有硬毛和白霜

花单生，花冠黄色，辐状

叶片肾状近圆形，边缘有小齿，叶表面深绿色

种子卵形，白色或淡黄色，压扁，有边缘

◎ 品种鉴别：

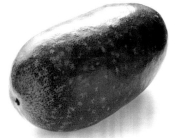

黑皮冬瓜
肉质厚无空心，单瓜一般重 10~15 千克，重者可达 20 千克以上。在我国，黑皮冬瓜以海南、广西出产的最佳。不含脂肪，热量不高。

食用部位：果实、种子　小贴士：冬瓜外面的白粉不要去除，置于干燥的地方保存

別名：人参果、香瓜茄、香艳梨
科属：茄科，茄属

茄瓜

　　多年小灌木。茎基部木质化，根状茎长圆柱形，多节，绿色至黄色。叶基生，近革质或纸质，倒披针形、条状披针形、条形或矩圆状披针形，先端渐尖，基部渐狭；鞘叶2枚，披针形或矩圆形；穗状花序直立，密生多花；花短钟状；裂片卵形，先端渐尖，肉质，黄色或黄绿色；果实形状多似心脏形或椭圆形，成熟时果皮呈金黄色，有的带有紫色条纹，果肉全乳黄色，散发着淡雅的清香；种子浅黄色。

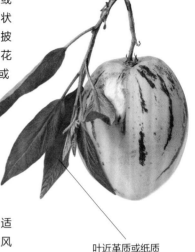

◎ 营养分析：富含蛋白质、氨基酸以及微量元素、维生素与矿物元素，是一种营养较为全面的蔬果两用植物。

◎ 生长习性：喜温热而不耐高温，对土壤的适应性较强，应选择水源充足、土地平坦、通风透光、有机质含量高、土层深厚的微酸性土壤进行栽培。

◎ 地理分布：甘肃、四川、山东、江苏、云南等地。

叶近革质或纸质

果肉全乳黄色，
有淡雅清香

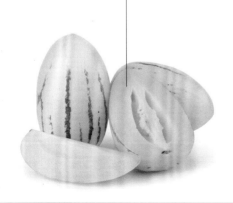

成熟的果实果皮呈金黄色，
有的带有紫色条纹

食用部位：果实 ｜ 小贴士：还能加工成罐头、果酱、果汁、饮料等

别名：荻瓜、白瓜、番瓜、美洲南瓜、云南小瓜、菜瓜、荨瓜
科属：葫芦科，南瓜属

西葫芦

一年生蔓生草本植物。茎圆柱形，有棱沟，被毛；叶片质硬，挺立，三角形或卵状三角形，边缘有锐齿，上面深绿色；雌雄同株，雄花单生，黄色花冠呈钟状；瓜长椭圆形，表面光滑，瓜皮绿色，具黄绿色不规则条纹，瓜肉绿白色。

⊙ 营养分析：含有较多维生素 C、葡萄糖及其他营养物质，尤其是钙的含量极高，不含脂肪。

⊙ 生长习性：耐寒而不耐高温，喜湿润，不耐干旱，对土壤要求不严格，沙土、黏土均可栽培，土层深厚的壤土易获高产。

⊙ 地理分布：全国各地均有栽培。

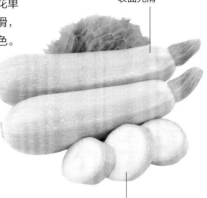

果实长椭圆形，表面光滑

果肉绿白色

⊙ 品种鉴别：

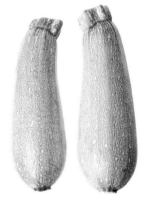

一窝猴
瓜短柱形，端口瓜皮深绿色，表面有 5 条不明显的纵棱，并密布浅绿网纹。单瓜重 1~2 千克。果实肉质嫩，味微甜，肉厚瓤小。

花叶西葫芦
瓜长椭圆形，瓜皮深绿色，具有黄绿色不规则条纹，瓜肉绿白色，肉质致密，纤维少，品质好。

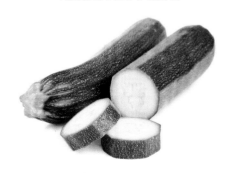

食用部位：果实 ┃ 小贴士：西葫芦富含水分，有润泽肌肤、美容养颜的作用

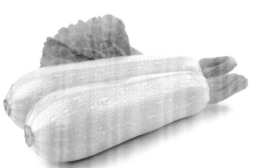

长蔓西葫芦
　　瓜圆筒形，中部稍细。瓜皮白色，表面微显棱，单瓜重 1.5 千克左右，果肉厚，细嫩，味甜，品质佳。

早青西葫芦
　　瓜长圆筒形，嫩瓜皮浅绿色，老瓜黄绿色。单瓜重 1~1.5 千克。

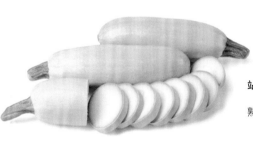

站秧西葫芦
　　嫩瓜长圆柱形，瓜皮白绿色，成熟时瓜呈土黄色，肉白绿色。

无种皮西葫芦
　　瓜短柱形，嫩瓜可做蔬菜。老熟瓜皮橘黄色。种子灰绿色，无种皮，供炒食或制糕点。

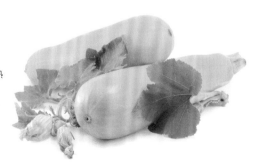

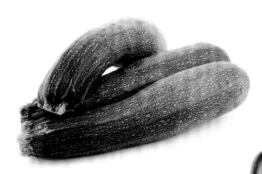

灰采尼西葫芦
　　外形与花叶西葫芦相似，唯叶缺裂稍浅。

阿太西葫芦
　　嫩瓜深绿色，有光泽，老熟瓜呈墨绿色。

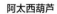

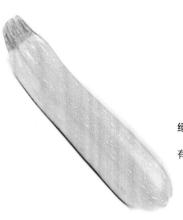

绿皮西葫芦
　　瓜长椭圆形，表皮光滑，绿白色，有棱6条。嫩瓜质脆，味淡。

黑美丽
　　瓜皮墨绿色，呈长棒状，上下粗细一致，品质好。

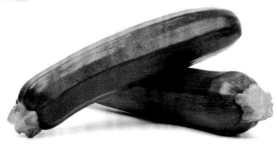

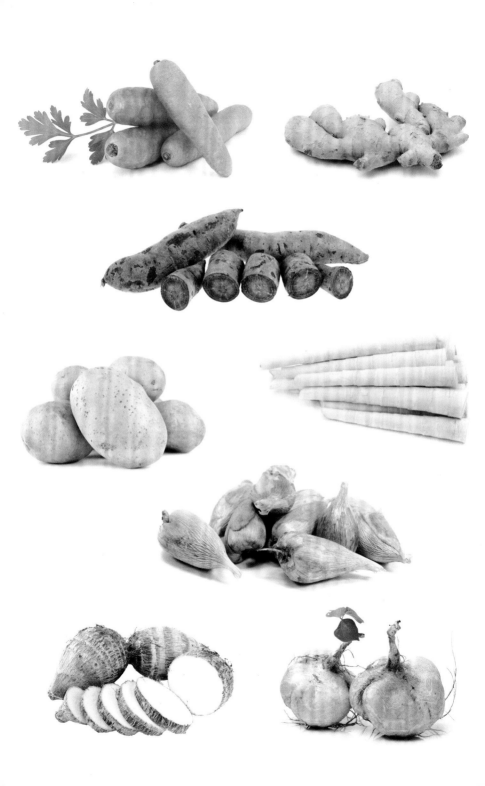

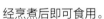

第四章
根菜类蔬菜

根菜类蔬菜是指延长横卧的根状地下茎蔬菜，
有的有明显的节和节间，节上有退化的鳞片叶，
前端有顶芽，旁有侧芽，向下常生有不定根。
人们常食用的根茎类蔬菜有甘薯、
魔芋、土豆、莲藕、胡萝卜等。
块茎和块根食用时，一般不需要进行过多处理，
经烹煮后即可食用。

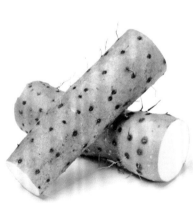

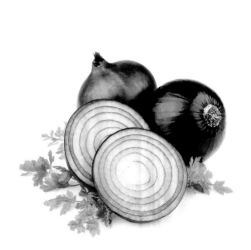

别名：甘薯、红苕、地瓜、番薯
科属：旋花科，番薯属

红薯

一年生草本植物。具椭圆形或纺锤形的地下块根；圆柱形茎平卧或上升，多分枝，绿或紫色，被疏柔毛；叶片为宽卵形，浓绿、黄绿、紫绿等色；聚伞花序腋生，花冠粉红、白、淡紫或紫色，钟状或漏斗状；蒴果卵形或扁圆形；种子通常 2 粒，无毛。

◎ **营养分析**：营养丰富，富含淀粉、糖类、蛋白质、维生素、纤维素以及各种氨基酸，是非常好的营养食品，兼具粮食和蔬菜的功能。

◎ **生长习性**：适应性广，抗逆性强，耐旱耐瘠。

◎ **地理分布**：大多数地区都普遍栽培。

叶片为宽卵形，浓绿、黄绿、紫绿等色

茎平卧或上升，多分枝，圆柱形，绿或紫色

蒴果卵形或扁圆形

花冠粉红、白、淡紫或紫色，钟状或漏斗状

◎ 品种鉴别：

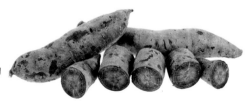

日本川山紫黑红薯
该品种薯块纺锤形，整齐均匀，耐贮藏，易保鲜。

食用部位：块根、叶 | **小贴士**：冬季采收，洗净，除去须根鲜用，或切片、晒干备用

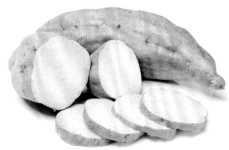

菜用红薯

　　菜用红薯是红薯新品种。它是运用现代高科技手段，把空心菜的基因转至红薯体内育成的一个地上长蔬菜，地下结红薯，具有粮、菜、药兼用的珍稀红薯新品种。株型半直立，短蔓，分枝多，叶色浓绿，叶呈梨头型。

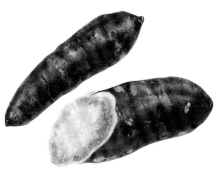

花心王

　　花心王是从日本引进，独具特色的保健型红薯新品种。薯形纺锤，薯肉紫红与白相间，切开后呈曲线形花纹，美观漂亮。生食脆甜，熟食清香甜软，纤维少，含有多种保健元素。

紫薯

　　薯肉为紫色的红薯品种。含有丰富的矿物质，钙的含量比土豆高 5 倍，镁的含量相当于胡萝卜的 3 倍。且含有多种维生素。

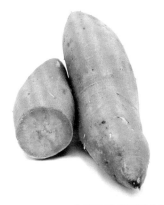

日本黄金薯

　　从日本引进，橘黄皮，深红肉，维生素含量高，口感极好，是红薯中的珍品。

別名：怀山药 、淮山药 、土薯、山薯、山芋、玉延
科属：薯蓣科，薯蓣属

山药

多年生草本植物。块茎长圆柱形，垂直生长；茎蔓生，常带紫色；叶子对生，卵形或椭圆形；花乳白色，雌雄异株；蒴果不反折，三棱状扁圆形或三棱状圆形，外被白粉；种子着生于每室中轴中部，四周有膜质翅。

○ 营养分析：含有大量的蛋白质、各种维生素和微量元素、糖类，还含有较多的药用保健成分，如尿囊素、山药素、胆碱和盐酸多巴胺等，是营养价值很高的药食同源食品。

○ 生长习性：喜光，耐寒性差，忌水涝，宜在排水良好、疏松肥沃的土壤中生长。

○ 地理分布：华北、西北及长江流域各省。

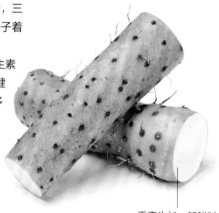

垂直生长，新鲜时断面白色，富黏性，干后白色粉质

○ 品种鉴别：

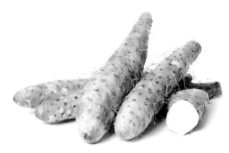

山薯

为块茎长圆柱形，干时外皮不脱落。蒴果三棱状扁圆形，果期 12 月至次年 1 月，生长于海拔 50~1150 米的山坡、山凹、溪沟边或路旁的杂木林中。

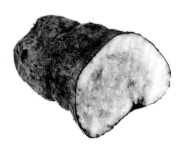

参薯

块茎变异大，有长圆柱形、圆锥形、球形、扁圆形而重叠，或有各种分枝。圆锥形或球形的块茎通常外皮为褐色或紫黑色，断面白色带紫色。

食用部位：块根 ┃ 小贴士：既可做主粮，又可做蔬菜，与肉类一起炖食，还可蘸糖做成小吃

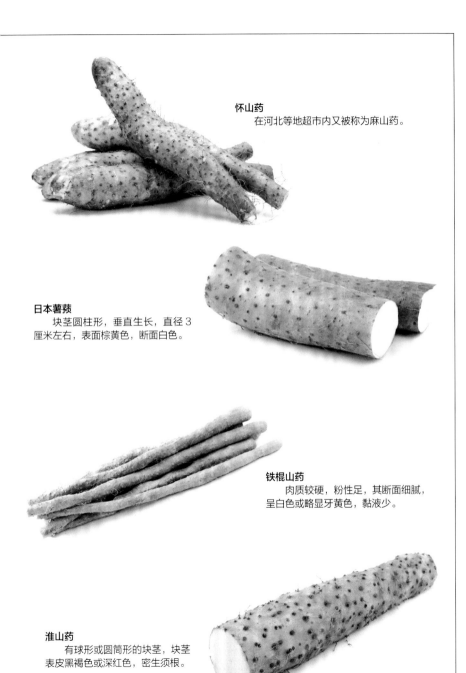

怀山药
在河北等地超市内又被称为麻山药。

日本薯蓣
块茎圆柱形，垂直生长，直径3厘米左右，表面棕黄色，断面白色。

铁棍山药
肉质较硬，粉性足，其断面细腻，呈白色或略显牙黄色，黏液少。

淮山药
有球形或圆筒形的块茎，块茎表皮黑褐色或深红色，密生须根。

別名：马铃薯、洋芋、馍馍蛋、地蛋、地豆子
科属：茄科，茄属

土豆

　　一年或多年生草本植物。地上茎呈菱形，有毛；初生叶为单叶，全缘。羽状复叶，小叶卵形至长圆形，全缘，两面均被白色疏柔毛；伞房花序顶生，花白色或蓝紫色，花冠辐状；光滑果实扁圆形；种子肾形，黄色。

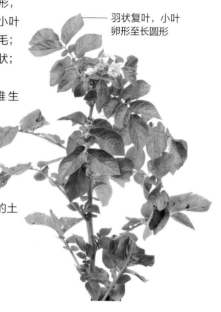

—— 羽状复叶，小叶卵形至长圆形

◎ 营养分析：含有丰富的维生素 A、维生素 C 以及矿物质，优质淀粉含量约为16.5%，还含有大量木质素等，被誉为人类的"第二面包"，其维生素 C 的含量为蔬菜之最。

◎ 生长习性：喜冷凉，喜低温。其地下薯块形成和生长需要疏松透气、凉爽湿润的土壤环境。

◎ 地理分布：西南、西北、东北等地区。

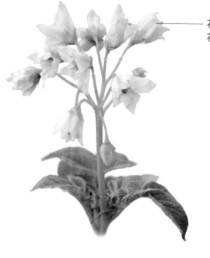

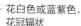

—— 花白色或蓝紫色，花冠辐状

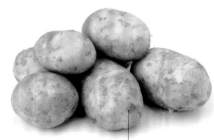

块茎扁圆形，光滑

食用部位：块根　小贴士：土豆皮中含有较丰富的营养物质，去皮不宜厚，越薄越好

○ 品种鉴别：

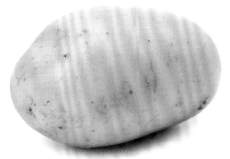

费乌瑞土豆
　　块茎长椭圆形，大而整齐，芽眼浅，表皮光滑。

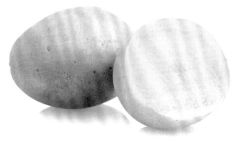

大西洋土豆
　　大西洋土豆表皮光滑，薯形圆、长势均匀、大小均匀，芽眼浅而少，只分布在它的上下两端，切出片来形状统一且美观。它的还原糖含量低，淀粉含量高，炸出薯片来相当白，颜色好，口感也好。

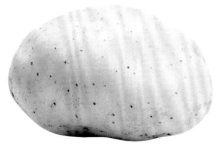

陇薯 6 号土豆
　　块茎扁圆形，淡黄皮白肉，芽眼较浅。含淀粉量最多，可做辅助食品，如薯条、薯片等。

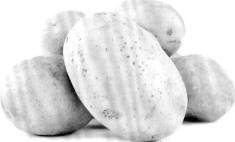

新大坪土豆
　　株型半直立，分枝中等。茎绿色，叶片肥大，墨绿色。花白色。薯块椭圆形。

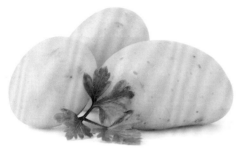

紫花白土豆

　　白皮白肉，是我国目前种植面积较大的品种之一。

底西芮土豆

　　含丰富的膳食纤维，有助促进胃肠蠕动，疏通肠道。

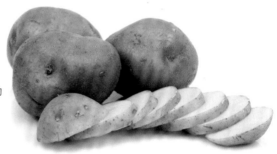

红皮土豆

　　叶片厚实深绿色，筋、叶柄、叶脉、花冠均呈绿紫色；结薯集中，薯块大，长椭圆形，薯肉黄色，薯皮紫红色且厚薄适中。薯形端正美观，一致性较好，芽眼较浅，耐贮藏。

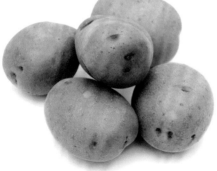

紫龙土豆

　　花紫色，花冠深蓝紫色，花期长，自然结实。块茎椭圆长筒形，深紫皮，切开后，薯肉全部为晶莹剔透的深紫色，无一点杂色，这是其不同于其他紫色土豆品种（薯肉边缘及中心有黄色或白色薯肉）的一大特征。

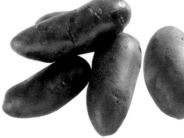

別名：沙葛、凉薯、地瓜、番葛
科属：豆科，豆薯属

豆薯

一年生或多年生草本植物。块根肥大，扁圆形或纺锤形，具浅纵沟；表皮淡黄色、皮薄而坚韧，易剥离；叶为三出复叶，互生，浓绿色，表面光滑；总状花序，紫蓝色或白色蝶形花；荚果扁平条形；黄褐色种子近方形，扁平。

⊙ 营养分析：含有丰富的水分、碳水化合物、糖类、蛋白质及矿物质、维生素等；其肉质洁白嫩脆、香甜多汁。

⊙ 生长习性：根系强大，耐旱、耐瘠力强，以土层深厚、肥力中等、干燥的沙质土壤为佳。

⊙ 地理分布：长江以南普遍栽培，以贵州、四川、湖南、广东和广西等地生产较多。

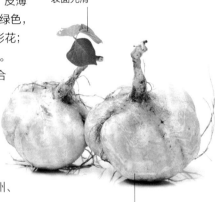

叶互生，浓绿色，表面光滑

块根肥大，扁圆形或纺锤形，具浅纵沟，表皮淡黄色

⊙ 品种鉴别：

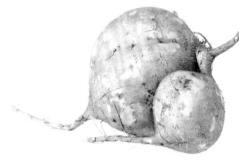

牧马山豆薯
植株根为直根系，须根多。主根上端逐渐膨大成为扁圆形或纺锤形肉质块根。适合凉拌食用。

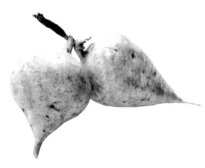

萍乡豆薯
产于江西萍乡，薯形纺锤形，表皮粗糙，淡黄白色，肉白色，单薯重2~2.5千克。

食用部位：块根 | **小贴士：生吃的味道有点像荸荠，熟吃可以和肉一起炒着吃**

別名：生姜、白姜、川姜、百辣云
科属：姜科，姜属

姜

　　多年生宿根草本植物。浅根，肉质根茎块状，淡黄色，外被红色鳞片；暗绿色叶片呈线状披针形至披针形；花茎自根茎长出，穗状花序椭圆形，花稠密，绿白色，背面边缘黄色；花冠乳黄色至绿黄色，长管状披针形；果实为蒴果；种子黑色，具胚乳。

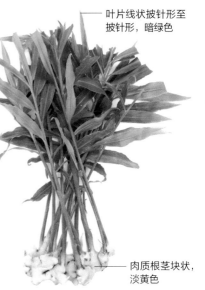

叶片线状披针形至披针形，暗绿色

肉质根茎块状，淡黄色

◎ **营养分析：**虽不像其他蔬菜那样含有较多的维生素和矿物质，但其钾和铁含量很高，并含有丰富的碳水化合物和膳食纤维。

◎ **生长习性：**要求阴湿而温暖的环境，繁殖期间的适宜温度为 22~28℃，不耐寒，地上部分遇霜会冻死。

◎ **地理分布：**台湾、广东、广西和云南等地。

◎ **品种鉴别：**

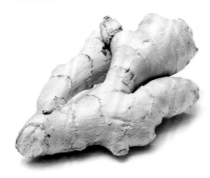

莱芜大姜
　　姜球肥大，节小而稀，外形美观，出口销路好。

密轮大肉姜
　　肉质根茎簇生，分枝较密成双排列。肉质致密，纤维多，味较辣。

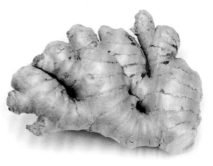

食用部位：块根 | **小贴士：**姜的形状弯曲不平，体积又小，可用啤酒瓶盖周围的齿来削姜皮

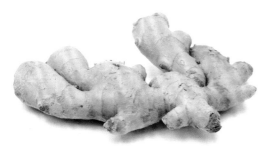

疏轮大肉姜
　　根茎肥大，嫩芽粉红色。肉黄白色，表皮淡黄色，味辣，纤维少，品质佳。

玉林圆肉姜
　　根茎皮淡黄色，肉黄白色，芽紫红色，肉质细嫩，辛香味浓，辣味较淡，品质佳。单株重一般500~800克，最重可达2000克。

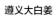

红爪姜
　　生长势强，根茎肥大，单株重约500克，皮淡黄色，芽带淡红色，故名红爪。肉蜡黄色，纤维少，味辣，品质佳。

遵义大白姜
　　贵州遵义及湄潭一带农家品种，根茎肥大，表皮光滑，姜皮、姜肉皆为黄白色，富含水分，纤维少，质地脆嫩，辛味淡，品质优良。嫩姜宜炒食或加工糖渍。一般单株根茎重350~400克，大者可达500克以上。

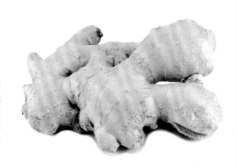

洋葱

二年生或多年生草本植物。根弦线状，浓绿色圆筒形中空叶子，表面有蜡质；伞状花序，白色小花；叶鞘肥厚呈鳞片状，密集于短缩茎的周围，形成鳞茎，扁球形、圆球形、卵圆形及纺锤形；葱头外表紫红色；鳞片肉质稍带红色。

⊙ 营养分析：不仅富含钾、维生素C、叶酸、锌、硒及膳食纤维等营养元素，而且含有特殊的槲皮素和前列腺素A，使其具有了很多其他食物不可替代的健康功效。

⊙ 生长习性：耐寒、喜湿、喜肥，不耐高温、强光、干旱和贫瘠，要求疏松、肥沃、保水力强的土壤。

⊙ 地理分布：山东、甘肃、内蒙古和新疆等地。

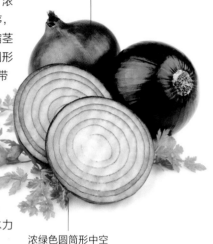

扁球形、圆球形、卵圆形及纺锤形

浓绿色圆筒形中空叶子，表面有蜡质

⊙ 品种鉴别：

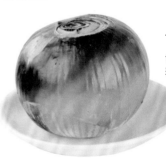

上海红皮洋葱
葱头外表紫红色，鳞片肉质稍带红色，扁球形或圆球形，直径8~10厘米。表现为早熟至中熟。

北京紫皮洋葱
鳞茎扁圆形，鳞茎外皮红色，肉质鳞片浅紫红色。鳞片肥厚，水分较多。是做西餐的好食材。

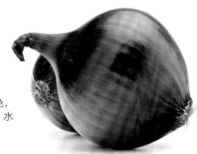

食用部位：鳞茎 | **小贴士：以葱头肥大、外皮光泽、不烂、不松软、无机械伤和泥土者为佳**

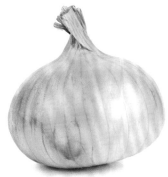

黄皮洋葱

  葱头黄铜色至淡黄色，鳞片肉质，微黄而柔软，组织细密，辣味较浓。产量比红皮种低，但品质较好。

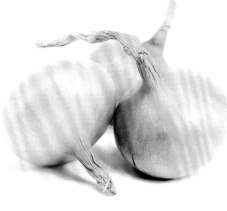

日本黄冠洋葱

  鳞茎高球形，外皮橙黄色，亮丽光泽。球重280克左右，耐储运。

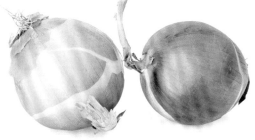

捷球洋葱

  极早生品种，在温暖地区4月上旬至中旬可收。球形较高，球重约300克。

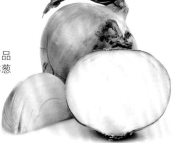

大宝洋葱

  鳞茎圆球形，外皮铜黄色，品质好，是出口最佳品种。大宝洋葱最具有保健作用。

別名：芦菔、萝卜
科属：十字花科，萝卜属

白萝卜

一年或二年生草本植物。根肉质，长圆形、球形或圆锥形，根皮绿色、白色、粉红色或紫色；茎直立中空，圆柱形；基生叶，茎中、上部叶长圆形至披针形；总状花序顶生或腋生；花淡粉红色或白色；长角果近圆锥形；种子红褐色，圆形，有细网纹。

◎ 营养分析：含有丰富的维生素 C 和微量元素锌，有助于增强机体的免疫力，提高抗病能力。

◎ 生长习性：属于半耐寒性蔬菜，喜温和凉爽、温差较大的气候。2~3℃时种子就可发芽，发芽适宜温度为 20~25℃。

◎ 地理分布：全国各地均有栽培。

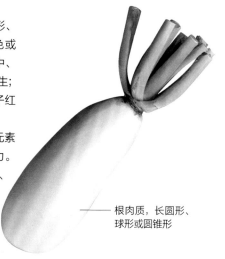

—— 根肉质，长圆形、球形或圆锥形

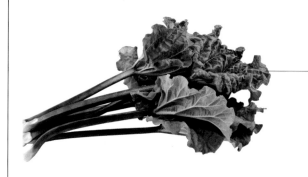

—— 基生叶，茎中、上部叶长圆形至披针形

◎ 品种鉴别：

白萝卜
　　根肉质，长圆形、球形或圆锥形，根皮绿色、白色、粉红色或紫色。皮薄、肉嫩、多汁，味甘不辣。

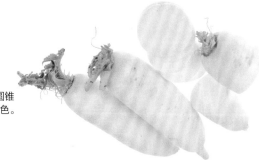

食用部位：块根、茎叶 ｜ 小贴士：制作萝卜叶茶时，要把萝卜叶清洗干净，然后晾晒 3~4 天

改良汉白玉萝卜
　　韩国引进品种。叶数少，根皮纯白，光滑，长圆筒形。极耐抽薹，膨大快，裂根及须根少。

大缨萝卜
　　肉质根长 30 厘米左右，肉质淡绿色，质地较松脆，微甜，辣味小，主要适用于熟食。

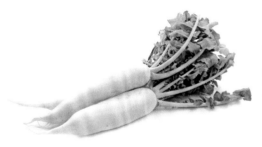

丰光一号萝卜
　　肉质根为长圆柱形，表面光滑，约 1/2 露出地面，出土部分为浅绿色，入土部分为白色，肉也呈白色。味稍甜而质脆，含水量略多，品质良好。适于熟食、生食和脆渍。

国光萝卜
　　肉白色，质较松脆，汁多，生食、熟食皆可。尤其适合生吃，嚼起来又脆又甜。

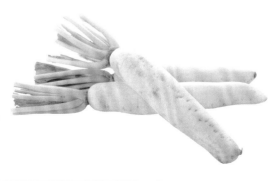

別名：芋、芋艿、芋根、毛芋、青芋
科属：天南星科，芋属

芋头

多年生草本植物。植株基部形成短缩茎，逐渐累积养分，成肉质球茎，球形、卵形、椭圆形或块状；块茎部分呈深褐色，外皮环状，粗糙；叶片盾形，叶柄长而肥大，绿色或紫红色；果肉有白色、米白色及紫灰色，有的还有粉红或褐色纹理。

◎ 营养分析：富含蛋白质、胡萝卜素、B 族维生素、维生素 C、烟酸以及钙、磷、铁、钾、镁和钠等矿物质，既是蔬菜，又是粮食，可熟食、干制或制粉。

◎ 生长习性：喜高温湿润环境，不耐旱，较耐阴，并具有水生植物的特性，水田或旱地均可栽培。

◎ 地理分布：以珠江流域及台湾省种植最多，长江流域次之。

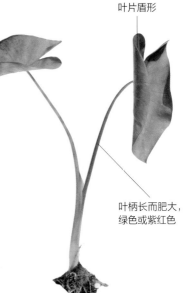

叶片盾形

叶柄长而肥大，绿色或紫红色

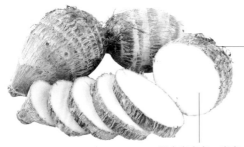

块茎部分呈深褐色，外皮环状，粗糙

果肉有白色、米白色及紫灰色

◎ 品种鉴别：

奉化大芋艿
主产于浙江省奉化地区，在江西、福建北部等地区也有少量栽培。母芋单个重 500~1600 克，最重可达 2000 克以上。孙芋不多，曾孙芋极小。

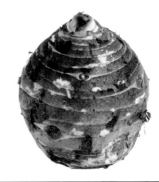

食用部位：块根 ┃ 小贴士：芋头削皮之后，如果不马上食用，必须浸泡于水中

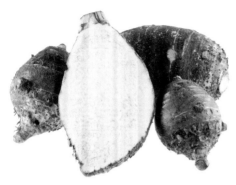

武芋二号

　　武汉市蔬菜科学研究所选育，早熟。子孙芋卵圆形，整齐，棕毛少。芋芽、芋肉白色，肉质粉，风味佳。

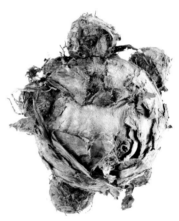

莲花芋

　　产自四川省宜宾地区，历史悠久。多头芋。母芋、子芋连接成块，外皮红褐色。球茎肉质致密，水分少，淀粉多，香味浓。

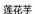

南平金沙芋

　　产自福建省南平市，多子芋。叶柄乌绿色，芋芽淡红色，芋肉白色。晚熟。最常见的做法是把芋头煮熟或蒸熟后蘸糖吃。

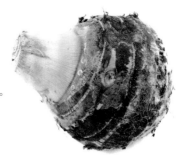

东乡棕包芋

　　产自江西临川、东乡等地，多子芋。叶柄乌绿色，芋芽淡红色，芋肉白色。质地柔软，略具香味。

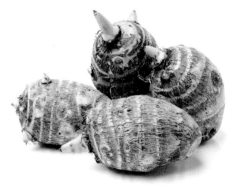

莱阳毛芋
　　产自山东省莱阳市，多子芋。叶柄、叶片皆绿色，芋芽和芋肉白色。孤子芋呈椭圆形，个大，分芋、子芋多呈长筒形。

乌杆枪
　　产自四川省泸州市，子芋近圆形，外皮棕色，鳞片白色，球茎肉质细软黏滑，品质较好。

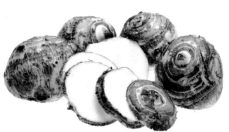

福鼎芋
　　产自福建省福鼎市。魁芋类槟榔芋品种群。母芋圆筒形，芋芽淡红色，芋肉白色，有紫红色花纹。

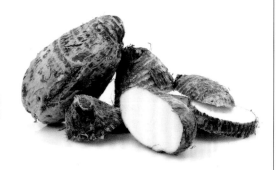

白芋
　　发芽为白色，叶柄为绿色，其他形态基本同红芋。一般是将其捣烂制成芋馃等熟制品。

别名：五星草、洋姜、番羌、菊姜、鬼子姜
科属：菊科，向日葵属

菊芋

多年生草本植物。有块状的地下茎及纤维状根；茎直立，有分枝，被白色短糙毛或刚毛；基部叶对生，上部叶互生，叶片卵形至卵状椭圆形，有叶柄；头状花序，舌状花舌片黄色，长椭圆形，管状花花冠黄色；瘦果小，楔形。

◎ 营养分析：块茎含蛋白质、碳水化合物、膳食纤维、B 族维生素、维生素 C 以及钙、磷、铁等，并含有丰富的菊糖、多缩戊糖、淀粉等物质，可以煮食或熬粥，有益健康。

◎ 生长习性：喜疏松、肥沃的沙壤土，以地势平坦、排灌方便、耕层深厚的土壤为佳。

◎ 地理分布：全国各地均有分布。

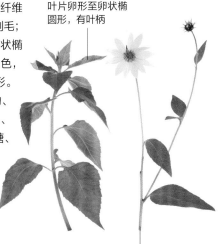

叶片卵形至卵状椭
圆形，有叶柄

茎直立，有分枝，被白
色短糙毛或刚毛

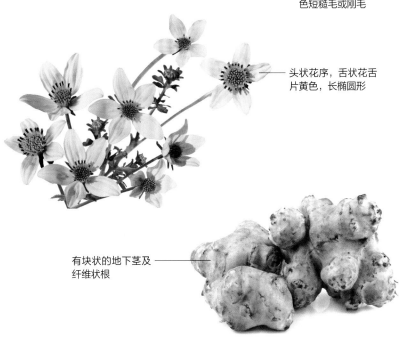

头状花序，舌状花舌
片黄色，长椭圆形

有块状的地下茎及
纤维状根

食用部位：块茎　｜　小贴士：可煮食、熬粥、腌制咸菜、晒制菊芋干，或作为制淀粉原料

別名：甘荀、红萝卜、黄萝卜、番萝卜、丁香萝卜、葫芦菔金、赤珊瑚
科属：伞形科，胡萝卜属

胡萝卜

二年生草本植物。肉质根圆形、扁圆形或圆锥形，根色有紫红、橘红、粉红、黄、白、青绿等；茎单生，全体有白色粗硬毛；叶丛生于短缩茎上，浓绿色，叶柄细长；复伞形花序，花序梗长，通常白色，有时带淡红色；果实圆卵形，棱上有白色刺毛。

叶色浓绿，叶面积小，叶面密生茸毛

茎单生，全体有白色粗硬毛

根圆形、扁圆形或圆锥形

◎ 营养分析：肉质根富含蔗糖、葡萄糖、淀粉、胡萝卜素以及钾、钙、磷等，尤其是所含的胡萝卜素比一般蔬菜高出 30~40 倍。

◎ 生长习性：为半耐寒性蔬菜，发芽适宜温度为 20~25℃，生长适宜温度为昼温 18~23℃，夜温 13~18℃，温度过高或过低均对生长不利。

◎ 地理分布：全国各地均有栽培。

◎ 品种鉴别：

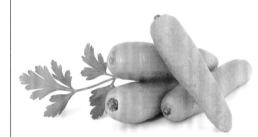

汉城六寸胡萝卜
皮及芯部呈鲜红色，肉身为长圆筒形，长 18~23 厘米，重 250 克左右，根径 4~4.6 厘米；抗病性强，高产品种。亦可风干，适宜炒或炖食。

法国阿雅胡萝卜
早熟品种，芯部颜色佳。长 19~20 厘米，宽 5.5~6 厘米；根形好，收尾渐细，根皮橘红色。

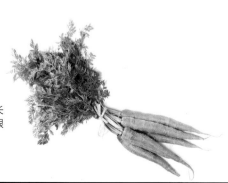

食用部位：块根 ┃ 小贴士：适宜熟食，生吃胡萝卜会损失一定的营养

紫薯

一年生草本植物。块根断面白、黄或紫色，茎基部四棱形，有翅；单叶互生，叶卵状心形至心状矩圆形，叶边缘向内卷褶；雄花淡绿色，构成圆锥花序，雌花穗状花序；薯块呈纺锤形，表面棕色或黑色；种子扁平。

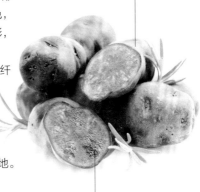

薯块呈纺锤形，表面棕色或黑色

薯肉呈紫色至深紫色

◎ 营养分析：富含蛋白质、淀粉、果胶、纤维素、氨基酸、维生素及多种矿物质。

◎ 生长习性：喜温暖气候环境。块根最适生长地温为 22~24℃，低于 20℃时停止膨大。

◎ 地理分布：广东、广西、贵州、山东、江西等地。

食用部位：块根、嫩叶　**小贴士：贮藏期间，前期注意通风降湿，后期注意保温保湿**

樱桃萝卜

一年或二年生草本植物。直根系，肉质根多为圆球形或扁圆球形，表皮红色或白色，肉质白色；叶有板叶形和花叶形，绿色；总状花序，花萼、花冠呈十字形，花色有白色和淡紫色；长角果；种子为不规则的圆球形。

叶有板叶形和花叶形，绿色

茎在营养生长期短缩，进入生殖生长期抽生花茎

肉质根多为圆球形或扁圆球形

◎ 营养分析：含较高的水分，维生素 C 含量是西红柿的 3~4 倍，还含有较高的矿物质元素、芥子油、木质素等多种成分。

◎ 生长习性：喜温和气候条件。以土层深厚、排水良好、疏松透气的沙质壤土为宜。

◎ 地理分布：全国各地均有栽培。

食用部位：块根、茎叶　**小贴士：樱桃萝卜的叶片也可在沸水中焯熟后凉拌，清爽、脆嫩**

別名：马蹄、水栗、芍、凫茈、乌芋、菩荠、地梨
科属：莎草科，荸荠属

荸荠

　　有细长的匍匐根状茎；有直立丛生的多数秆，秆呈圆柱状，干后秆为灰绿色，光滑无毛；小坚果呈宽倒卵形，双凸状，顶端不缢缩，果皮革质，不易发芽，成熟时棕色，光滑，稍黄微绿色，表面细胞呈四角形、五角形或六角形，肉呈白色。

⊙ 营养分析：磷的含量很高，可以促进人体内糖、脂肪、蛋白质三大物质的代谢。荸荠性寒，有清热生津的功效。

⊙ 生长习性：喜温湿，怕冻，适宜生长在耕层松软、底土坚实的土壤中。

⊙ 地理分布：广西、江苏、安徽、河北、浙江、广东、湖南、湖北、江西等地。

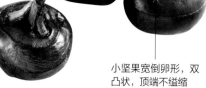

小坚果宽倒卵形，双凸状，顶端不缢缩

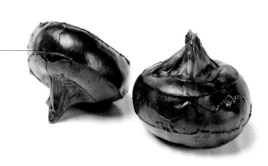

果皮革质，不易发芽，成熟时棕色，稍黄微绿色，表面细胞呈四角形、五角形或六角形

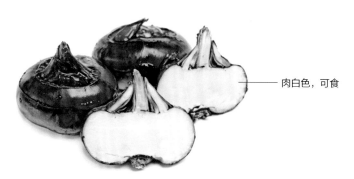

肉白色，可食

食用部位：块茎　小贴士：荸荠外皮和内部有可能附着寄生虫，一定要洗净煮透后方可食用

● 品种鉴别：

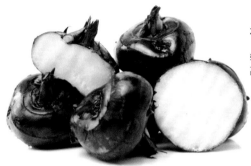

水马蹄

广东地方品种。球茎扁圆形，顶芽较尖长，皮黑褐色，肉白色。淀粉含量高，可熟食或制作淀粉。耐湿不耐储藏。

桂林马蹄

成熟时，球茎皮色由白色转变成黄棕色至红褐色。顶芽粗壮，两边常有侧芽并立。颗粒大、皮薄、肉厚、色鲜、味甜、清脆、渣少，较大的每个重35克左右。

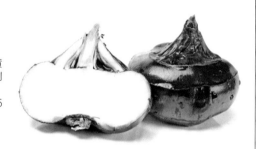

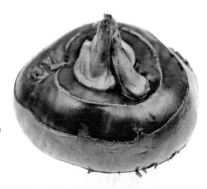

团风荠

球茎皮薄、呈棕红色、扁圆形，肉白、甜脆、少渣，脐部平且开裂少。

孝感荠

湖北省孝感市地方品种。球茎扁圆，皮薄，为亮红色，味甜，质细渣少，品质好。以鲜食为主。

别名：腰菱、水栗、菱实、水菱、风菱、乌菱、菱实、灵果
科属：菱科，菱属

菱角

　　果实具有水平开展的 2 个肩角，无或有倒刺，先端向下弯曲，两角间距 7~8 厘米，弯牛角形，果高 2.5~3.6 厘米，果表幼皮紫红色，老熟时紫黑色，果嘴不明显，果梗粗壮有关节，长 1.5~2.5 厘米；种子白色，元宝形、两角钝，白色粉质。

◎ 营养分析：幼嫩时可当水果生食，菱肉含有淀粉、蛋白质、葡萄糖、不饱和脂肪酸及多种维生素，食用价值很高。

◎ 习性：一般生长于温带气候的湿泥地中，气候不宜过冷。

◎ 分布：长江中上游以及陕西、安徽、江苏、湖北、湖南、江西、浙江、福建、广东、台湾等地。

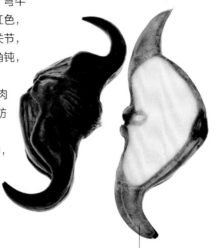

果实 2 个肩角水平开展，无或有倒刺

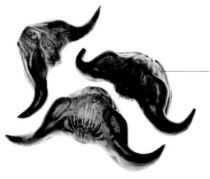

果表幼皮紫红色，老熟时紫黑色

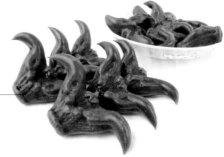

果实先端向下弯曲，弯牛角形

食用部位：果实幼茎　小贴士：菱秧可洗净切碎剁成泥，辅以肉馅制成包子。菱实幼嫩时可生食

◎ 品种鉴别：

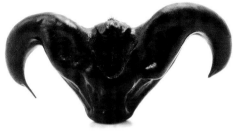

扒菱

　　晚熟品种，果形比较大。皮为暗绿色，两角粗长向下弯。品质较好，含淀粉多。成熟时果实不易脱落。

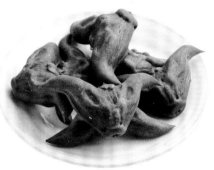

蝙蝠菱

　　为早熟品种，产于南京附近。果形中等，两角平伸，先端较钝。可生食作水果，煮熟作蔬菜。

五月菱

　　产于广州市郊，为早熟品种。两角平伸，尖端略弯，皮薄肉厚，含水多。宜生食。

小白菱

　　中晚熟品种。果形较小，皮为绿白色。肩角略向上斜伸，腰角细长下弯，腹部稍隆起。肉质较硬，含淀粉多。宜熟食。

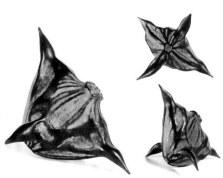

別名：雪莲薯、晶薯、菊薯、神果、地参果
科属：菊科，菊薯属

雪莲果

菊科多年生草本植物。植株形似菊芋，可生长到
1~3 米高；紫红色的茎杆直立生长，圆形而中空；
叶对生，阔叶形如心状，叶上密生绒毛；头状花序，
顶生，黄色舌状花瓣，形状如向日葵花朵；蒴果，
不结籽。

◎ **营养分析：** 富含人体所需的 20 多种氨基酸
和多种维生素、矿物质、尤其是低聚糖
含量高，能促进人体有益微生物的生长。

◎ **生长习性：** 喜光照，喜湿润土壤，不
耐寒冷，多生长在海拔 1000~2300 米的沙质
土壤。

◎ **地理分布：** 原产于南美洲的安地斯山脉，秘
鲁、阿根廷、中国云南、台湾等地有种植。

块根形似甘薯，多汁

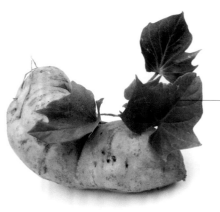

叶对生，阔叶形如心状

花顶生，黄色舌状花瓣

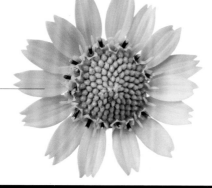

食用部位：块根 | **小贴士：** 生食、炒食或煮食，口感脆嫩爽口、味微甜

144 常见蔬菜图鉴

别名：藕、藕节、湖藕、果藕、菜藕
科属：睡莲科，莲属

莲藕

多年生水生草本植物。根状茎肥厚，地下茎肥大有节，中间有管状小孔，折断后有丝相连，外表细嫩光滑，呈银白色；叶呈圆形或近圆形，全缘，正面绿色；花瓣卵形、矩圆形、长圆形等，花色有红、粉红、蓝、紫、白等；种子小，椭圆形或球形，多数有假种皮。

◎ 营养分析：富含淀粉、蛋白质、B 族维生素、维生素 C、脂肪、碳水化合物及钙、磷、铁等多种矿物质，肉质肥嫩，口感甜脆，是一款冬令进补的保健食品。

◎ 生长习性：喜强光，对土质要求不高，喜高温多湿、日照充足又没有强风的地方，生育适温为 20~30℃。

◎ 地理分布：全国各地均有栽培。

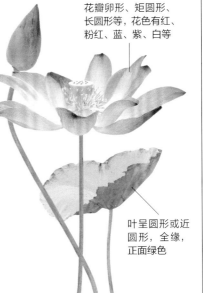

花瓣卵形、矩圆形、长圆形等，花色有红、粉红、蓝、紫、白等

叶呈圆形或近圆形，全缘，正面绿色

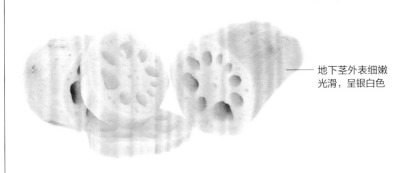

地下茎外表细嫩光滑，呈银白色

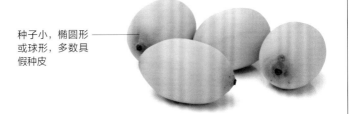

种子小，椭圆形或球形，多数具假种皮

食用部位：块茎　小贴士：莲藕甜而脆，可以生吃，也可以做成各种美味的菜品

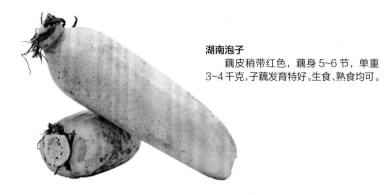

湖南泡子
　　藕皮稍带红色，藕身 5~6 节，单重 3~4 千克，子藕发育特好。生食、熟食均可。

杭州白花藕
　　藕节粗短，肉厚，质脆，孔大，水分多，宜生食，淀粉含量最高。

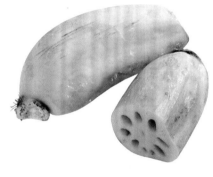

重庆反背肘
　　花粉红色。叶较大，藕身较粗，皮色黄白。适应性强，不择土，不耗肥。

苏州花藕
　　藕身粗短圆整，皮色黄白，品质佳，脆嫩甜美，宜生食。开花极少或无花。药用价值最高。

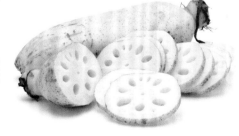

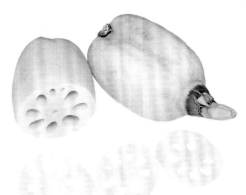

江苏美仁红

　　中熟种，耐深水。藕身长达 1 米以上，粗 4~5 厘米，一般 3~4 节。藕皮白色，肉米白色。

江西无花藕

　　早熟，生长旺盛，脆嫩味甜，品质优良。可捣碎，和米煮粥饭食。

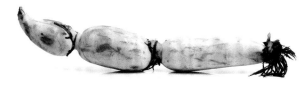

南斯拉夫雪莲藕

　　是从南斯拉夫引进的品种，经过改良而成。

广州丝苗藕

　　迟熟，入土较深。淀粉多，适于制干藕和藕粉，品质优良，产量高。适于深水层的田地栽培。

别名：竹萌、竹芽、春笋、冬笋、生笋
科属：禾木科，竹属

竹笋

　　多年生常绿草本植物竹的幼芽，也称为笋。食用部分为初生、嫩肥、短壮的芽或鞭。地下茎入土较深，竹鞭和笋芽借土层保护。竹笋长10~30厘米，纵切面可见中部有许多横隔和周围的肥厚笋肉，笋肉又被笋箨包裹着。

◎ 营养分析：含有丰富的蛋白质、氨基酸、脂肪、糖类、钙、磷、铁、胡萝卜素、B族维生素和维生素C等，同时具有低脂、低糖、多纤维的特点，为优良的保健蔬菜。

◎ 生长习性：喜温怕冷，需要土层深厚，土质疏松、肥沃、湿润、排水和通气性良好的土壤。

◎ 地理分布：江西、安徽、浙江、福建、台湾以及珠江流域等地。

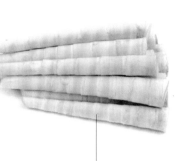

竹鞭和笋芽借土层保护，初生、嫩肥、短壮的芽或鞭为食用部分

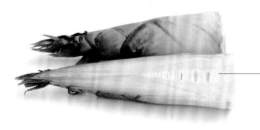

纵切面可见中部有许多横隔和周围的肥厚笋肉

◎ 品种鉴别：

青竹笋
　　笋味佳，产量高，出笋季节迟，深受人们喜爱。据余姚市河姆渡镇史门村的调查，一般经营的竹园发笋率高达70%以上。

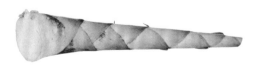

食用部位：嫩芽 ┃ 小贴士：可以干烧，也可以直接炒食、凉拌、煎炒、熬汤、煮粥等

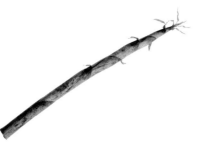

浙江淡竹

　　别名淡竹、红壳竹。箨带红色或红褐色，笋味鲜美，产量较高，竹竿粗大，是优良的笋用竹良种。

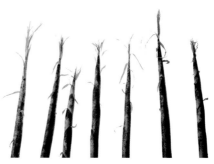

尖头青竹

　　径粗4~6厘米，幼竿无明显白粉，深绿色，节处带紫色，老竿绿色或黄绿色；竿环较隆起，高于箨环。笋绿色，圆锥形向顶端削尖。

箭竹笋

　　笋紫红色，密被棕色刺毛；背面或背面的上半部被较密的黄色至黄褐色疣基刺毛，纵向脉纹明显，边缘上部生有棕色纤毛。

角竹笋

　　角竹为高产迟熟品种，5月中旬至6月初出笋。角竹产笋量高，是生产油焖笋、清汁笋（角竹笋罐头）的良好材料。

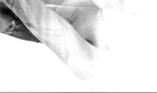

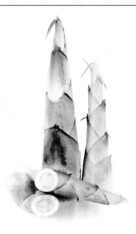

哺鸡竹笋
　　哺鸡竹为高产、耐寒、耐盐碱竹种，可在含盐量在 0.1%~0.3% 的土壤上生长，十分适宜作沿海防护林和高山绿化竹种使用。

早竹笋
　　早竹笋为早熟高产品种，笋味佳，营养价值高，是竹笋中出肉率最高的竹种。最好的储存方法是加工（干燥、浸渍）贮存。

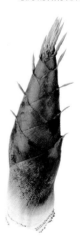

红哺鸡竹
　　又叫红竹、红壳竹。出笋时竹笋呈红色。竹竿淡黄色，分枝高，绿叶婆娑，潇洒飘逸，挺拔坚韧。

冬笋
　　笋形弯曲、基部呈尖状或笋壳开裂老化的笋，不能转化为春笋，可以采挖。

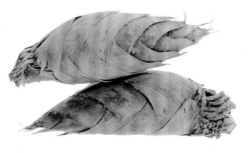

黄甜竹笋

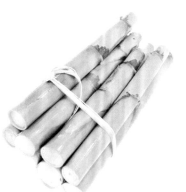

该品种笋质优，可食率达 57.53%，鲜笋味甜松脆，水分含量高。

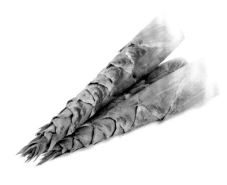

奉化水竹笋

奉化水竹俗称鳗竹，因其形似鳗鱼而得名。它自然分布于浙东一带，水竹的发笋成鞭率高、笋质鲜嫩、味美、营养丰富、笋出肉率高，出笋一般在每年的 5 月上旬，至 6 月上旬结束，这段时间是其他竹笋供应淡季，因此销路好。

浙东四季竹笋

它的最大特点是一年四季可产笋，从 5 月中旬至 11 月下旬都能挖到鲜笋。鲜笋经水煮后烹调，风味鲜美，也可作笋、材两用竹和观赏竹，是理想的四季竹品种。

绿竹笋

浙南常用绿竹笋制马蹄笋罐头出口，经济价值高。绿竹出笋在 5~11 月，笋味鲜美。主要分布在浙江、福建、广东、广西和台湾等地。

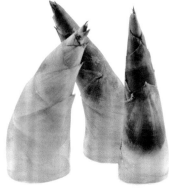

别名：莴苣、青笋、莴苣笋、莴菜、香莴笋
科属：菊科，莴苣属

莴笋

一年或二年生草本植物。茎直立，单生，茎枝白色；叶互生，披针形或长卵圆形，色淡绿、绿、深绿或紫红，叶面有皱褶；茎为棒状，肉质嫩，为淡绿、翠绿或黄绿色；圆锥形头状花序，浅黄色；瘦果倒披针形，黑褐或银白色，附有冠毛。

◎ **营养分析：**营养丰富，含有蛋白质、脂肪、糖类、维生素 A、B 族维生素、维生素 C、钙、磷、铁、钾、镁和硅等成分。

◎ **生长习性：**根系浅，吸收能力弱，对氧气要求较高，种植土壤以沙壤土、壤土为佳。

◎ **地理分布：**全国各地均有栽培。

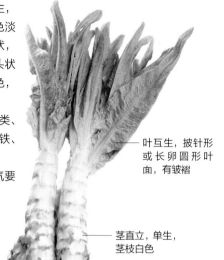

叶互生，披针形或长卵圆形叶面，有皱褶

茎直立，单生，茎枝白色

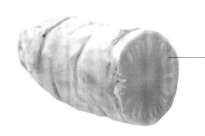

笋肉淡绿、翠绿或黄绿色

◎ **品种鉴别：**

尖叶白莴笋

该品种在我国北方和长江流域大部分地区（温棚）四季栽培。在云南、贵州、福建和广东等南方地区全年种植，适宜做越夏抗高温栽培的推荐品种。胡萝卜素含量丰富，对儿童的成长发育有益处。

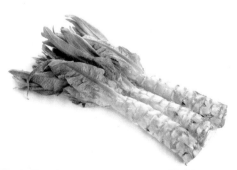

食用部位：肉质茎 | **小贴士：**吃莴笋时，最好洗净生拌吃；煮或炒时，宜少煮、少炒

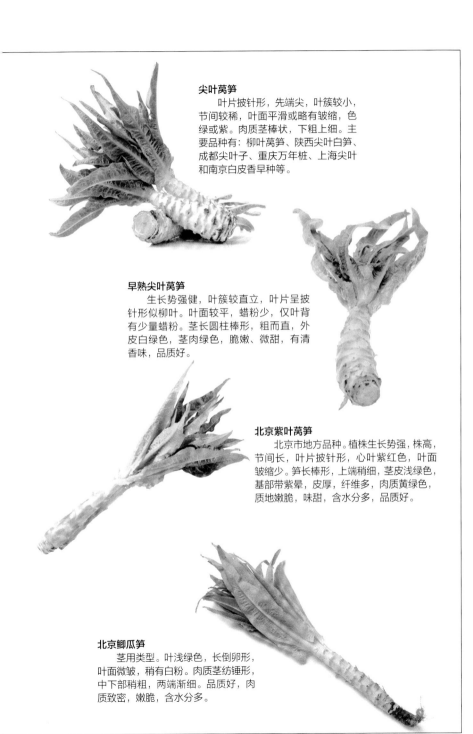

尖叶莴笋

　　叶片披针形，先端尖，叶簇较小，节间较稀，叶面平滑或略有皱缩，色绿或紫。肉质茎棒状，下粗上细。主要品种有：柳叶莴笋、陕西尖叶白笋、成都尖叶子、重庆万年桩、上海尖叶和南京白皮香早种等。

早熟尖叶莴笋

　　生长势强健，叶簇较直立，叶片呈披针形似柳叶。叶面较平，蜡粉少，仅叶背有少量蜡粉。茎长圆柱棒形，粗而直，外皮白绿色，茎肉绿色，脆嫩、微甜，有清香味，品质好。

北京紫叶莴笋

　　北京市地方品种。植株生长势强，株高，节间长，叶片披针形，心叶紫红色，叶面皱缩少。笋长棒形，上端稍细，茎皮浅绿色，基部带紫晕，皮厚，纤维多，肉质黄绿色，质地嫩脆，味甜，含水分多，品质好。

北京鲫瓜笋

　　茎用类型。叶浅绿色，长倒卵形，叶面微皱，稍有白粉。肉质茎纺锤形，中下部稍粗，两端渐细。品质好，肉质致密，嫩脆，含水分多。

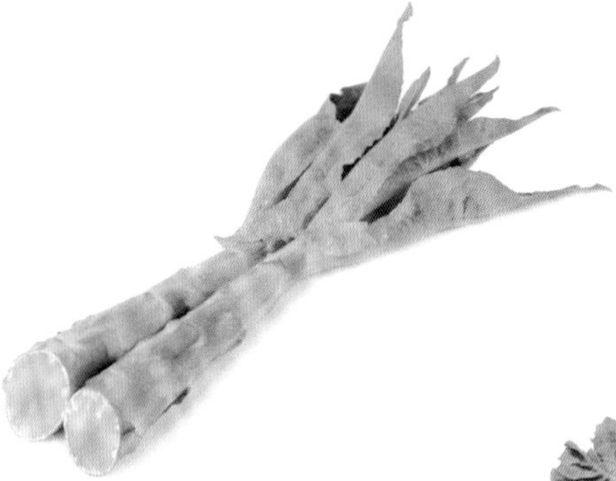

成都挂丝红莴笋

　　长势较强，株高 53 厘米，开展度 53 厘米，叶簇较紧凑。叶片呈倒卵形，叶面微皱，有光泽，叶缘波状浅齿，心叶边缘微红，叶柄着生处有紫红色斑块。茎肉绿色，品质好。

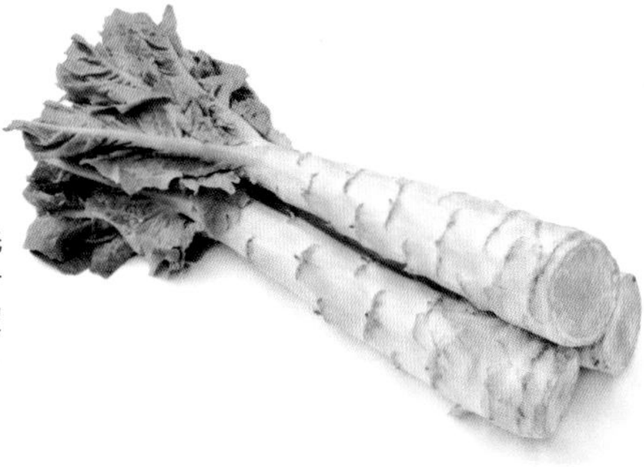

二青皮莴笋

　　叶簇半直立，叶长倒卵圆形，先端钝尖，叶缘微波状，有浅锯齿。叶面较皱，黄绿色，中肋草绿色。茎皮草绿色，肉淡绿色。肉质细嫩，味甜，品质好。

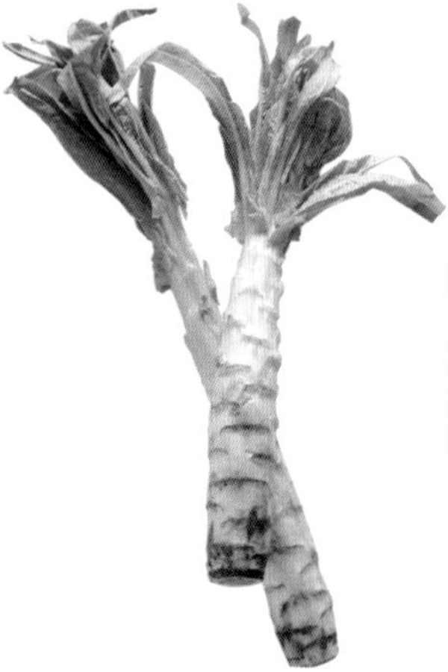

锣锤莴笋

　　长沙地方品种。圆叶种，叶簇较平展。叶片浅绿色，长倒卵圆形，着生较密。肉质茎、皮、肉皆绿色，锣锤状，肉质脆嫩，清香，品质好。

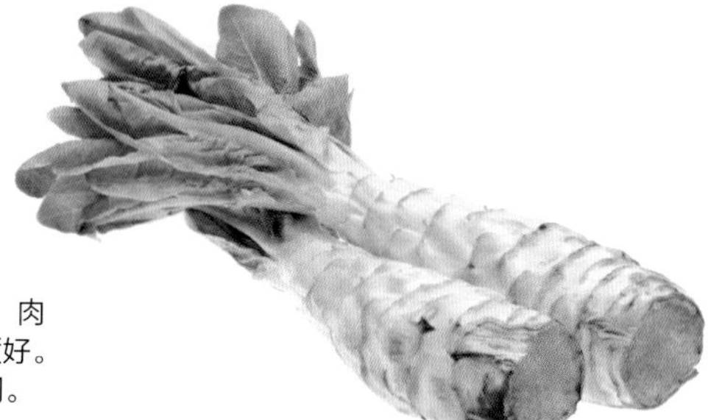

白叶莴笋

　　株洲地方品种。肉质茎、皮、肉皆白绿色，根棒状，质脆清香，品质好。可风干加工成干品，保存较长时间。

别名：菰、雕胡、茭瓜、茭菜、出隧、绿节、茭首
科属：禾本科，菰属

茭白

多年水生草本植物。具根状茎，后膨大成椭圆形或近圆形的肉质茎，横断面椭圆或近圆形；草绿色叶为长披针形，表面粗糙，叶鞘肥厚；圆锥花序大，多分枝，黄绿色，常带紫色；颖果圆柱形。

○ **营养分析**：含较多的碳水化合物、蛋白质、脂肪等营养物质，尤其是其含有的有机氮素以氨基酸状态存在，营养价值较高，易为人体吸收。

○ **生长习性**：不耐寒冷和高温干旱，对日照长短要求不高，对水肥条件要求高。

○ **地理分布**：全国各地均有栽培。

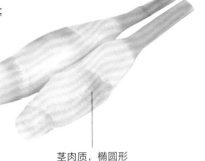

茎肉质，椭圆形
或近圆形

○ **品种鉴别**：

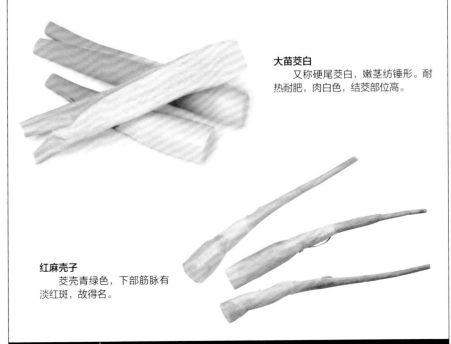

大苗茭白
又称硬尾茭白，嫩茎纺锤形。耐热耐肥，肉白色，结茭部位高。

红麻壳子
茭壳青绿色，下部筋脉有淡红斑，故得名。

食用部位：肉质茎 | **小贴士：肉质茎可与其他菜品一起炒食，也可与肉类一起炖汤**

別名：山葵菜、哇沙蜜、泽山葵、溪山葵
科属：十字花科，山葵菜属

山葵

多年生宿根草本植物。地下根茎细长节状，有叶柄脱落痕迹；叶簇生，基生叶丛聚短根茎上，心脏形，有长叶柄，近全缘，侧脉先端处波形锯齿状；花茎自根茎长出，白色花着生于花茎顶端；长角果膨大，圆柱形。

◉ 营养分析：水分含量与普通蔬菜相当；蛋白质含量比普通蔬菜高；粗纤维含量中等；钙、镁、磷和钾含量较高。

◉ 生长习性：喜阴湿的环境，生长于冷凉潮湿的温带地区。

◉ 地理分布：西北、西南地区。

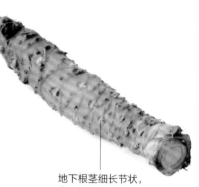

地下根茎细长节状，表面粗糙

食用部位：嫩叶、根茎 | **小贴士：嫩叶可以焯熟后凉拌，其根茎磨碎后可以加工成芥末**

別名：蔓菁、圆根、盘菜、大头菜、大头芥　科属：十字花科，芸薹属

芜菁

二年生草本植物。块根肉质，呈白色或黄色，球形、扁圆形或长椭圆形，根皮有白色、淡绿色或紫色；茎直立，上部有分枝；基生叶绿色，羽状深裂，长而狭，全叶如琴状；总状花序，小花鲜黄色，花瓣十字形；长角果圆柱形，喙细长。

◉ 营养分析：富含膳食纤维、维生素 A、维生素 C、维生素 K、钙和叶酸等营养成分。

◉ 生长习性：喜冷凉，不耐暑热，以疏松肥沃的沙质土壤栽培为佳。

◉ 地理分布：全国各地均有栽培，是东北、西北、华北等较冷凉地区春、夏、秋的主要蔬菜。

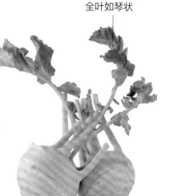

基生叶绿色，全叶如琴状

肉质根柔嫩、致密，供炒食、煮食或腌渍

食用部位：根茎 | **小贴士：以根体完整、无病虫害或创伤、表皮光洁者为佳**

别名：石刁柏、龙须菜、青芦笋
科属：百合科，天门冬属

芦笋

　　多年生宿根草本植物。根状茎的先端鳞芽聚生，形成地上茎，肉质，茎嫩肥大，顶芽圆，鳞片紧密，出土前采收的色白柔嫩，称为白芦笋；幼茎见光后呈绿色，称为绿芦笋。绿黄色小花腋生，钟形；浆果成熟时红色，有2~3颗种子。

◎ 营养分析：所含蛋白质、碳水化合物、多种维生素和微量元素的含量均高于普通蔬菜，而热量较低，在国际市场有"蔬菜之王"的美称。

◎ 生长习性：耐寒，耐热，在土壤疏松、土层深厚、保肥保水、透气性良好的肥沃土壤上生长良好。

◎ 地理分布：福建、河南、陕西、安徽和天津等地。

肉质，茎嫩肥大，
顶芽圆，鳞片紧密

◎ 品种鉴别：

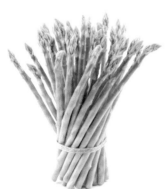

芦笋王子
　　该品种株形高大，笋株生长势比较强。叶色深绿，嫩茎粗壮。笋条直顺，空心率低，质地比较细嫩，笋尖鳞片抱合紧凑而不易散头，嫩茎色泽好，品质优良，产量比较高。

绿芦笋
　　色泽浓绿，笋体不带紫色，笋尖鳞片抱合紧凑，在夏季高温的条件下不散头。笋条端正直顺，粗壮而均匀。质地细腻，纤维含量低，维生素、蛋白质和糖分等营养物质含量高。

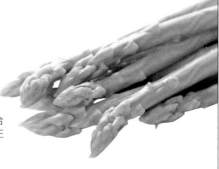

食用部位：嫩茎 | **小贴士：** 烹调时切成薄片，炒、煮、炖、凉拌均可，如鲜菇龙须、素炒芦笋等

别名：茨菰、燕尾草、白地栗、酥卵
科属：泽泻科，慈姑属

慈姑

多年生草本植物，生在水田里。地下具根茎，先端形成球茎，球茎表面附薄膜质鳞片；基生叶簇生，叶柄粗而有棱，出水叶片箭头状，沉水叶多呈线状；花茎直立，多单生，上部着生轮生状圆锥花序，花瓣白色，不易结实。

◎ 营养分析：主要成分为淀粉、蛋白质和多种维生素，富含铁、钙、锌、磷和硼等多种活性物所需的微量元素。

◎ 生长习性：适应性强，喜光，喜在水肥充足的沟渠及浅水中生长，宜肥沃的黏壤土。

◎ 地理分布：全国各地均有栽培。

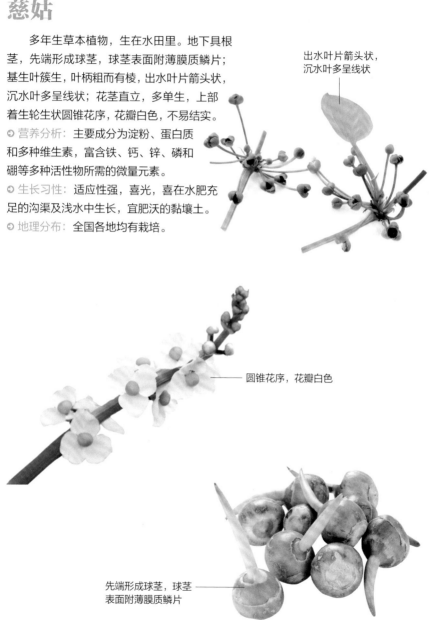

出水叶片箭头状，
沉水叶多呈线状

圆锥花序，花瓣白色

先端形成球茎，球茎
表面附薄膜质鳞片

食用部位：根茎 | 小贴士：慈姑每年处暑开始种植，元旦春节期间收获上市

別名：马萝卜
科属：十字花科，辣根属

辣根

多年生草本植物。根肉质肥大，纺锤形，白色，下部分枝；茎分枝，表面有纵沟。基生叶长圆形或长圆状卵形，边缘具圆齿；花序排列成圆锥状，白色花瓣呈倒卵形；短角果卵圆形至椭圆形，果瓣隆起，具网状脉；扁圆形种子细小，膜质，淡褐色。

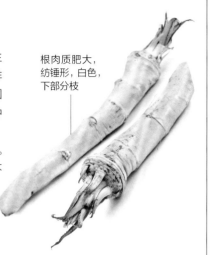

根肉质肥大，纺锤形，白色，下部分枝

◎ 营养分析：富含各种维生素和铁、钙等矿物质。

◎ 生长习性：喜凉，耐寒，忌湿，耐干旱，不耐雨涝，以土层深厚、保水、保肥力强的沙壤土为佳。

◎ 地理分布：黑龙江、吉林、辽宁和北京等地。

食用部位：肉质根 | **小贴士：肉质根是吃生鱼片时必需的调味品，也可切片入罐头中调味**

別名：恭菜、红菜头　科属：藜科，甜菜属

甜菜

二年生草本植物。根圆锥状至纺锤状，多汁；茎直立，有分枝；基生叶矩圆形，具长叶柄，上面皱缩不平，略有光泽；茎生叶互生，卵形或披针状矩圆形；花聚生，花被裂片条形或狭矩圆形；果实球状褐色；种子肾形，较扁平。

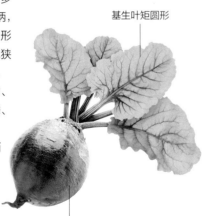

基生叶矩圆形

◎ 营养分析：含蛋白质、脂肪、碳水化合物、膳食纤维、维生素 A、维生素 C，以及钙、磷、钾、钠、镁、铁、锌和铜等矿物质。

◎ 生长习性：喜温，且耐寒性较强，在深而富含有机质的松软土壤上生长良好。

◎ 地理分布：乌克兰、俄罗斯、美国、法国、波兰、德国和英国等地。

根圆锥状至纺锤状

食用部位：根 | **小贴士：凉拌甜菜根工艺简单，将甜菜去皮切条后，自由调味即可**

别名：蒜头、大蒜头、胡蒜、葫、独蒜、独头蒜
科属：百合科，葱属

大蒜

　　浅根性作物，鳞茎呈扁球形或短圆锥形，外包灰白色或淡紫色干膜质鳞被；叶基生，实心，扁平，线状披针形，基部呈鞘状；花茎直立，佛焰苞有长喙，伞形花序，小而稠密，浅绿色小花；蒴果1室开裂，种子黑色。

◎ 营养分析：含蛋白质、脂肪、维生素 B_1、维生素 C、胡萝卜素、糖类以及钙、磷和铁等。

◎ 生长习性：喜冷凉，怕旱，对土壤要求不高，以富含有机质、疏松透气、保水排水性能强的肥沃壤土为宜。

◎ 地理分布：全国各地均有栽培。

叶基生，实心，扁平，线状披针形

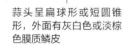

蒜头呈扁球形或短圆锥形，外面有灰白色或淡棕色膜质鳞皮

◎ 品种鉴别：

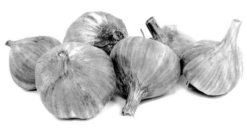

紫皮蒜
　　外皮呈紫红色，瓣少而肥大，辣味浓厚，品质佳。鲜蒜头重32~58克。

宁蒜1号
　　蒜头重45克左右。品质好，辣味浓，口感好。

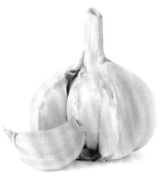

食用部位：鳞茎　小贴士：在烹调鱼、肉、禽类和蔬菜时用点大蒜，有去腥增味的作用

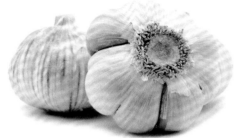

二红皮蒜
　　蒜头外皮浅紫红色，重80克左右。蒜瓣辣味浓，品质中上，耐贮藏。

峨眉山独蒜
　　又称"蒜砣"，有灰白色的膜被包裹着，内有小鳞茎数瓣，称"蒜瓣"，是供食用的主要部分。其特征是鳞茎只有一个，个大，色白，肉厚。

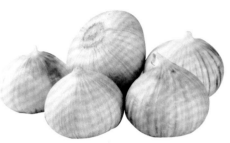

苏联蒜
　　蒜皮紫色，皱皮，有光泽。鳞茎大，扁圆形，横茎约5.2厘米，单头重约49克，蒜瓣呈明显的双层排列，头大瓣多，每头11~12瓣。辣味较淡。

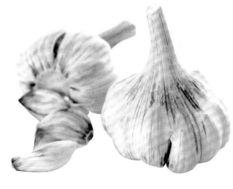

太仓白蒜
　　属青蒜、蒜薹、蒜头三者兼用类型。蒜头大，圆而白，一般每头有6~9瓣，味香辣，可止痒。

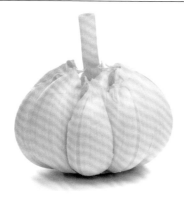

苍山蒜

　　主要产地为河南省临颖县，1978 年引自山东省苍山县。蒜皮白色，光滑无皱纹。蒜头大，圆形，每头 6~7 瓣，平均直径 3~4 厘米，单头重 38~40 克。辣味较浓，肉细，品质好。

柿子红

　　天津地方品种，蒜头扁圆，呈柿子形，单头重约 40 克。辣味适口，蒜皮易破裂。

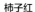

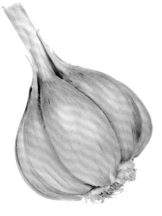

嘉祥大蒜

　　蒜头呈圆球形，6~8 瓣，皮上有红纹，肉白色，辣味浓。

白皮蒜

　　蒜头纵茎 4.5~6 厘米，横茎 4.5~5.8 厘米，每头平均有蒜瓣 22~24 个。蒜瓣 2~3 层，最外一层较大，内层渐小。鲜蒜头重 39~76 克。蒜头外皮白色。辛辣味不浓，品质中等。

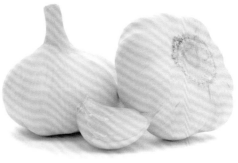

別名：宝塔菜、地蚕、草石蚕、土人参、地牯牛草
科属：唇形科，水苏属

甘露子

　　多年生草本植物。在茎基部数节上生有密集的须根及多数横走的白色根茎，在节上有鳞状叶和须根，顶端有念珠状或螺狮形的肥大块茎；茎生叶为卵圆形或长椭圆状卵圆形。

🔵 营养分析：根茎含有丰富的蛋白质、脂肪、水苏糖、氨基酸、水苏碱和葫芦巴碱等营养成分。

🔵 生长习性：性喜温暖，忌高温潮湿，生育适宜温度为15~25℃，多生长在水边或湿地。以排水良好的肥沃沙质土壤栽培为佳。

🔵 地理分布：河北、宁夏、福建等地。

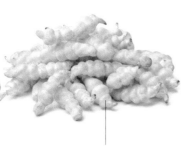

块茎肥大，呈念珠状或螺狮形

食用部位：根茎 | 小贴士：地下块茎形状珍奇，肥大脆嫩无纤维，最宜作酱菜或泡菜

別名：冰糖萝卜、心里美萝卜　　科属：十字花科，萝卜属

红心萝卜

　　一年或二年生草本植物。肉质根球形，根皮有白、粉红、紫红、青绿等色；根肉有白、青绿、紫红等色；叶丛直立、半直立或平展；花多为白色；果实为角果。

🔵 营养分析：除含普通萝卜的营养物质外，其维生素含量比白萝卜高，水汁丰富，味甜美，肉质细嫩。

🔵 生长习性：喜温和凉爽、温差较大的气候。2~3℃时种子就可发芽，发芽适宜温度为20~25℃。

🔵 地理分布：全国各地普遍栽培。

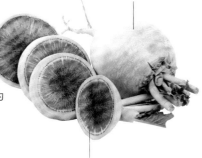

根皮有白、粉红、紫红、青绿等色

根肉有白、青绿、紫红等色

食用部位：根茎 | 小贴士：以个头均匀、红里透粉、表皮光滑靓丽、须根少、无裂顶者为佳

别名：强瞿、番韭、山丹、倒仙
科属：百合科，百合属

百合

　　多年生草本球根植物。根分肉质根和纤维状根；鳞茎球形，淡白色；地上茎直立，圆柱形，绿色，常有紫色斑点，无毛；叶片互生，披针形至椭圆状披针形，叶脉弧形；花大，多白色，呈漏斗形喇叭状；蒴果长卵圆形，具钝棱；卵形种子多数，扁平。

◎ 营养分析：除含有蛋白质、脂肪、还原糖、淀粉及钙、磷、铁、B 族维生素和维生素 C 等营养素外，还含有一些特殊的营养成分，如秋水仙碱。

◎ 生长习性：喜湿润、光照，要求肥沃、富含腐殖质、土层深厚、排水性极为良好的沙质土壤，最忌硬黏土。

◎ 地理分布：湖南、浙江、江苏、陕西、四川、安徽和河南等地。

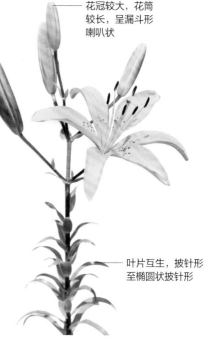

花冠较大，花筒较长，呈漏斗形喇叭状

叶片互生，披针形至椭圆状披针形

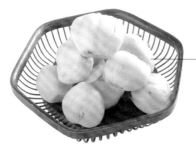

鳞茎球形，淡白色

◎ 品种鉴别：

川百合

　　鳞茎卵球形或宽卵形，球高2~4 厘米，直径 2~4.5 厘米，栽培年限长的鳞茎其直径可达 6 厘米以上。

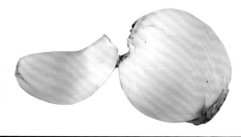

食用部位：花朵、鳞茎 | **小贴士：**鳞茎药用时，以个大、肉厚、质坚、色白、粉性足者为佳

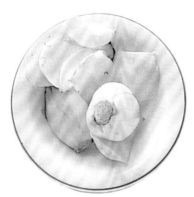

细叶百合

　　茎上生叶，因叶子细长纤弱，狭长如松叶而得名。分布于我国黑龙江、吉林、辽宁、河北等省区。

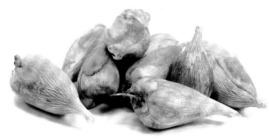

龙牙百合

　　龙牙百合是江西省万载县的一个传统产品，味道美，营养丰富，药效明显。

卷丹百合

　　因花色火红，花瓣反卷，故有"卷丹"之美名，又因花瓣上有紫黑色斑纹，很像虎背之花纹，故有"虎皮百合"之称。卷丹百合原产我国、日本、朝鲜等地，现各地多有出产。

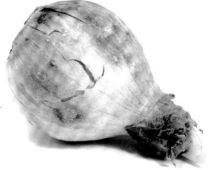

加拿大百合

　　别名草地百合。广泛分布于北美洲东部地区。

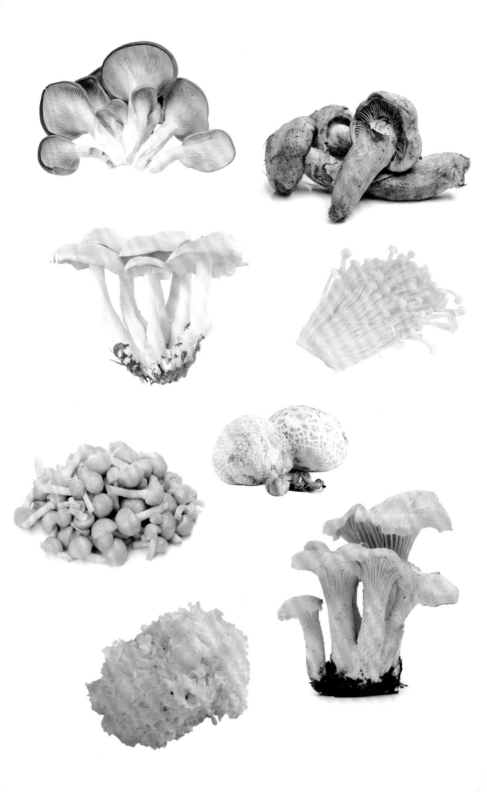

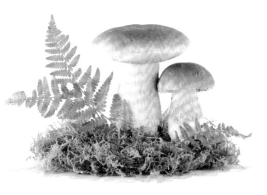

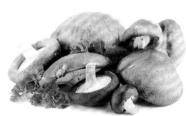

第五章
食用菌类蔬菜

已知的菌类有10多万种。
菌类植物结构简单，没有根、茎、叶等器官，
一般不具有叶绿素，但含有丰富的营养素。
新鲜采下来的菌类里面会有很多小虫子，
先撕去其表层膜衣，洗干净后，
再用盐水浸泡三、四个小时才能下锅。

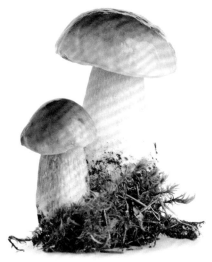

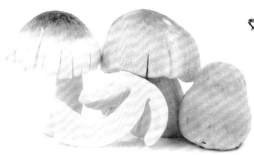

別名：鸡枞蕈、鸡菌、鸡㙡、鸡棕、鸡肉丝菇、伞把菌、蚁枞、伞把菇
科属：白蘑科，白蚁菌属

鸡枞菌

菌盖的直径为 3~23.5 厘米，幼菌的菌盖
表面光滑，顶部呈斗笠形，成熟后会出现翻边，
呈辐射状开裂；菌肉呈白色，质地较厚。

◐ 营养分析：含有多种人体所必需的营
养物质，包含氨基酸、蛋白质、脂肪、
维生素、钙和磷等。

◐ 生长习性：常见于针阔叶林中地上、荒
地上和乱坟堆、玉米地中，基柄与白蚁巢相连，
散生至群生。

◐ 地理分布：西南、东南及台湾等地。

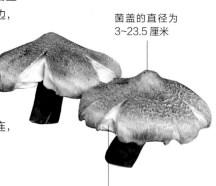

菌盖的直径为
3~23.5 厘米

菌肉白色，较厚

食用部位：子实体 ┃ 小贴士：可以单料为菜，还能与蔬菜、鱼肉搭配，可炒、炸、腌、煎等

別名：松蕈、合菌、台菌、青岗菌 科属：口蘑科，口蘑属

松茸

新鲜的松茸，形态呈伞状，色泽很鲜明。
菌肉肥厚，呈白色；菌盖呈褐色；菌柄为白色，
有纤维状的茸毛鳞片覆盖。

◐ 营养分析：是天然的滋补佳品，含有多种
氨基酸、微量元素、活性物质、不饱和脂
肪酸和维生素等营养成分。

◐ 生长习性：只能生长在没有任何污染和
人为干预的原始森林中，孢子必须和松树
的根系形成共生关系，而且共生树种的年龄
必须在 50 年以上。

◐ 地理分布：吉林、辽宁、安徽、台湾和四川
等地。

菌盖呈褐色，
菌柄为白色

菌肉白嫩肥厚，
质地细密

食用部位：全体 ┃ 小贴士：8 月上旬到 10 月中旬采全株，可炒、炖、烤，也可以泡酒

別名：变绿红菇、青冈菌、绿豆菌
科属：红菇科，红菇属

青头菌

　　青头菌的菌盖最开始呈球形，逐渐伸展生长为扁圆形，中间有稍微地下凹，菌盖干洁，呈浅绿色至灰色；菌肉为白色，味道柔和；菌柄中实或内部稍松软。

◐ 营养分析：口感柔和且营养丰富，含有丰富的蛋白质、氨基酸、植物纤维等成分，是广受欢迎的菌类。

◐ 生长习性：生长在松树或针叶林、阔叶林或混交林地。

◐ 地理分布：云南等地。

菌盖中部下凹，呈浅绿色到灰色

菌柄长中实或内部松软

食用部位：子实体｜**小贴士：炒、炖、蒸、熘、拌、烩，和甲鱼、乌鸡、土鸡等一起做汤更佳**

別名：松毛菌、铆钉菇　　科属：铆钉菇科，铆钉菇属

松树菌

　　松树菌的菌盖呈半球形或接近平展，成熟后中部稍下凹，呈粉红、玫瑰红至珊瑚红色；菌肉厚呈白色，后期略带粉色；菌柄近柱形，基部稍细；孢子印呈青褐色，近纺锤形。

◐ 营养分析：口味温和，营养丰富，还具有药用价值，它所含有的多元醇提取物，可用于糖尿病的治疗。

◐ 生长习性：夏秋季在针叶树等混交林地上群生或散生。

◐ 地理分布：广西、广东、吉林、辽宁、湖南、湖北、云南、江西、四川和西藏等地。

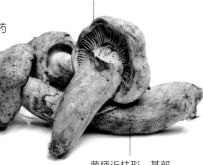

菌盖呈半球形至近平展，粉红、玫瑰红至珊瑚红色

菌柄近柱形，基部稍细

食用部位：子实体｜**小贴士：新鲜采摘的菌先撕去表层膜衣，洗干净后再用盐水浸泡三四个小时**

别名：杏菌、杏黄菌
科属：鸡油菌科，鸡油菌属

鸡油菌

　　鸡油菌的菌盖最初呈扁平状，后中部下凹，边缘呈波状，常裂开向内卷，肉质呈喇叭形，杏黄色至蛋黄色，稚嫩而细腻。

● 营养分析：是四大名菌之一，含有丰富的胡萝卜素、维生素C、蛋白质、钙、磷和铁等营养成分。

● 生长习性：喜阴湿、通风良好的环境，野生常生长于林中地上。

● 地理分布：福建、湖南、广东、四川、贵州和云南等地。

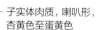

菌盖边缘呈波状，常裂开向内卷

子实体肉质，喇叭形，杏黄色至蛋黄色

食用部位：子实体 | **小贴士：入开水锅中焯3~5分钟捞出，投凉，即可烹调**

別名：绣球菌、对花菌、马牙菌　　科属：绣球菌科，绣球菌属

干巴菌

　　干巴菌在刚出土时呈黄褐色，逐渐老熟时会变成黑褐色，常见的主要有灰白色、黄色、淡黄色或黑灰色几种。

● 营养分析：味道很独特，是天然绿色食品，富含多种维生素、蛋白质和其他有益于人体的成分。

● 生长习性：喜中性偏酸、有机质含量低、几乎无腐殖质层或仅有少量腐殖质层的土壤。对光照无特殊要求。

● 地理分布：云南大部分地区都有分布，每年7~9月生长在马尾松树下。

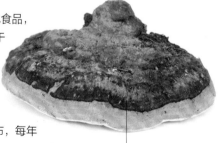

有灰白色、黄色、淡黄色或黑灰色几种

食用部位：子实体 | **小贴士：腌、拌、炒、炸、炖、干煸等，也可与蔬菜、肉类搭配**

别名：风手青、粉盖牛肝菌、华美牛肝菌
科属：牛肝菌科，牛肝菌属

小美牛肝菌

小美牛肝菌的菌盖为扁半球形至扁平，呈浅粉肉桂色至浅土黄色，有绒毛；菌柄上有网纹，上部呈黄色，基部接近盖色；菌管层呈绿黄色，凹生；孢子呈浅黄色，近梭形。

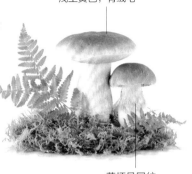

菌盖呈浅粉肉桂色至浅土黄色，有绒毛

○ 营养分析：富含蛋白质、脂肪、碳水化合物和粗纤维等，但食用不当会引起中毒。

○ 生长习性：夏、秋季在混交林地上分散或成群生长。

○ 地理分布：江苏、云南、四川、贵州、西藏、广东和广西等地。

菌柄具网纹，上部黄色，基部近似盖色

食用部位：子实体 | **小贴士：可煮食、凉拌、蒸制、炒制或用来涮火锅**

别名：牛肝菌　　科属：牛肝菌科，牛肝菌属

双色牛肝菌

双色牛肝菌的菌盖中部凸起呈半球形，有时很不规则；菌肉呈黄色，伤后逐渐变蓝，而后还原；菌管密集呈黄色、柠檬黄色，成熟后有污色斑，近污红色，近柄处下陷；孢子光滑，近无色。

菌盖中凸呈半球形，有时不甚规则

孢子光滑，近无色

○ 营养分析：香味独特，营养丰富，它含有丰富的蛋白质及多种对人体有益的成分。

○ 生长习性：单生或群生于松栎混交林下，有时也见于冷杉林下。

○ 地理分布：四川、云南、西藏等地。

食用部位：子实体 | **小贴士：可煮食、凉拌、蒸制、炒制或用来涮火锅。鲜时清香，生尝微甜**

■ 别名：羊肚菜、美味羊肚菌、羊蘑
科属：羊肚菌科，羊肚菌属

羊肚菌

　　羊肚菌的菌盖近球形、卵形至椭圆形，呈蛋壳色至淡黄褐色，表面有羊肚状的凹坑；菌柄中空，呈圆筒状，表面平滑或有凹槽。

○ 营养分析：菌盖中含有亮氨酸、赖氨酸等多种氨基酸，主要成分还有粗蛋白、粗脂肪、碳水化合物，有"素中之荤"的美称。

○ 生长习性：生长于圆叶杨、乌桕、梧桐等阔叶林下土壤腐殖质较厚的地上。

○ 地理分布：河南、陕西、甘肃、青海、西藏、新疆、四川、山西、吉林、江苏、云南、河北和北京等地。

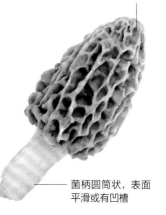

菌盖近球形、卵形至椭圆形，表面有似羊肚状的凹坑

菌柄圆筒状，表面平滑或有凹槽

| 食用部位：子实体 | 小贴士：味道鲜美，营养丰富，炒食、炖食、煲汤均可 |

■ 别名：口蘑　　科属：口蘑科，口蘑属

白蘑

　　白蘑的形似伞状，表面洁白；菌盖的直径可达 17 厘米，呈半球形至平展，表面光滑；菌柄中生，粗壮，基部稍微膨大，也为白色。

○ 营养分析：属于珍贵的菌种，口感好、营养丰富，含有丰富的蛋白质、维生素及钾、钙、铁和磷等矿物质。

○ 生长习性：夏、秋两季雨后，尤其在立秋前后大量地生长在草原上，形成"蘑菇圈"。

○ 地理分布：河北、内蒙古等地。

菌盖呈半球形至平展，表面光滑

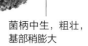

菌柄中生，粗壮，基部稍膨大

| 食用部位：子实体 | 小贴士：可熘炒、做馅、涮火锅。也以晾干，以备冬季食用 |

別名：马屁包、头状马勃
科属：灰包科，秃马勃属

头状秃马勃

　　头状秃马勃的子实体小至中等大，呈陀螺形，包被两层，都很薄，呈淡茶色至酱色，成熟时上部开裂并成片脱落，孢体呈黄褐色。

○ 营养分析：幼时可食，成熟后可全株入药。中医认为头状秃马勃味甘，性平，具有生肌、消炎、消肿作用。

○ 生长习性：夏、秋季节于林中地上单生至散生。

○ 地理分布：河北、吉林、江苏、安徽、江西、福建、湖南、广东、香港、广西、陕西、甘肃、四川和云南等地。

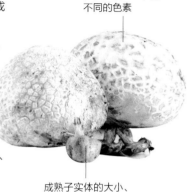

菌盖表面有皮层，在皮层菌丝里含有不同的色素

成熟子实体的大小、高矮、颜色、质地差别大

食用部位：幼时的子实体 ┃ 小贴士：幼时可食，成熟后可药用。炒食、炖食、煲汤均可

別名：猴头菌、猴头蘑、刺猬菌、猬菌　　科属：猴头菇科，猴头菇属

猴头菇

　　孢子透明状，无色，表面光滑，呈球形或近似球形；菌丝的细胞壁薄，有横隔和锁状联合；子实体呈扁半球形或头形；菌刺密集下垂，覆盖整个子实体，肉刺圆筒形。

○ 营养分析：含有丰富的蛋白质、维生素、无机盐和多种氨基酸，是名副其实的高蛋白、低脂肪食物。

○ 生长习性：多生于森林不太稠密、空气较流通、湿度较高及20℃左右的环境。

○ 地理分布：东北及河南、河北、西藏、山西、甘肃、四川、湖北、广西和浙江等地。

孢子呈扁半球形或头形，透明状，无色，表面光滑

食用部位：子实体 ┃ 小贴士：食用前应在盐水中浸泡几个小时，以去除菌体内的小虫

滑子菇

　　滑子菇丛生，菌盖呈半圆形，为黄褐色，上面有一层黏液，菌柄为短粗状，直径有 8~15 毫米。

菌盖半圆形，黄褐色

◉ **营养分析：** 味道鲜美，营养丰富，含有粗蛋白、脂肪、碳水化合物、粗纤维、灰分、钙、磷和铁等营养物质，还含有人体必需的多种氨基酸。

◉ **生长习性：** 属木材腐生菌，利用分解木材、枯草以获得营养。适宜在东北气候条件下栽培。

◉ **地理分布：** 河北、辽宁、黑龙江等地。

菌柄短粗，直径 8~15 毫米

◉ **品种鉴别：**

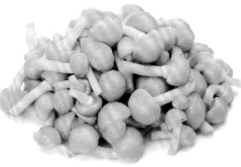

早生种
　　菇体较小，色泽淡，出菇较早，在我国东北地区一般 9 月初开始出菇，10 月初为出菇盛期。

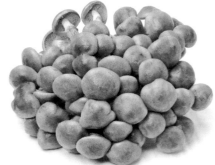

中生种
　　菇体较大，色泽较深，一般 9 月下旬至 10 月中旬是出菇盛期。

食用部位： 子实体　**小贴士：** 附着在滑菇菌伞表面的核酸，对保持人体的精力和脑力有益

别名：冬菇、香蕈、北菇、厚菇、薄菇、花菇、椎茸
科属：光茸菌科，香菇属

香菇

　　香菇的子实体单生、丛生或群生，中等大至稍大；幼时呈半球形，后变扁平至稍扁平，表面呈菱色、浅褐色、深褐色至深肉桂色；菌肉质厚细密，呈白色；菌褶白色，不等长。白色的菌柄弯曲，常偏生；菌盖下有菌幕，破裂后形成不完整的菌环。

◎ 营养分析：不但味道鲜美，且营养丰富，它属于高蛋白、低脂肪的天然食品，富含B族维生素以及铁、钾等微量元素。

◎ 生长习性：喜阴凉喜潮湿，冬春季生于阔叶树倒木上，群生、散生或单生。

◎ 地理分布：山东、河南、浙江、福建、台湾、广东、广西、安徽、湖南、湖北、江西、四川、贵州、云南、陕西和甘肃等地。

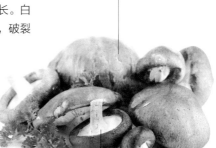

菌盖大小不等

菌肉白色，细密

◎ 品种鉴别：

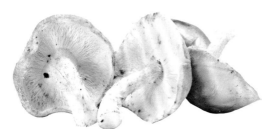

香信菇
　　菌盖薄且均匀，大且平整，色泽近似淡黄色，肉质松软。

香菇 SD-2
　　菌丝浓白，菌盖浅褐色，有少量鳞片，菌柄白色。

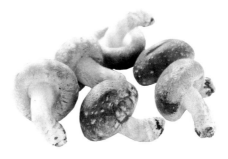

食用部位：子实体 | **小贴士：** 用超过60℃的热水浸泡1小时后，可炒食，也可炖汤

别名：侧耳、糙皮侧耳、蚝菇、黑牡丹菇
科属：侧耳科，侧耳属

平菇

菌盖呈白色、乳白色至棕褐色

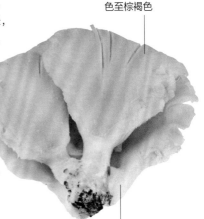

丛生或散生，从不叠生；子实体呈苍白、浅灰、青灰、灰白色；菌盖的直径为5~23厘米，白色、乳白色至棕褐色；菌柄较短，基部较细，常有绒毛，中上部变粗，内部较实，且富纤维质的表面；孢子印呈白色。

◎ 营养分析：含有蛋白质、脂肪、碳水化合物、胡萝卜素及多种维生素，经常食用可以促进人体的新陈代谢，增强体质。

◎ 生长习性：喜多雨，阴凉或相当潮湿的环境。

◎ 地理分布：全国各地均有分布。

菌柄基部较细，孢子印白色，常有绒毛

◎ 品种鉴别：

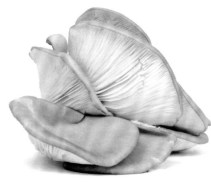

肺形侧耳
扁半球形至平展，倒卵形至肾形或近扇形，表面光滑，白色、灰白色至灰黄色，边缘平滑或稍呈波状。

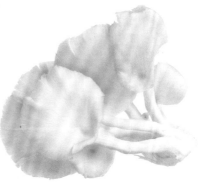

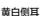
黄白侧耳
子实体覆瓦状丛生。初期扁半球形，伸展后基部下凹，扇形，光滑，呈灰白色至近白色。

食用部位：子实体 **小贴士：** 可以炒、烩、烧，平菇鲜品出水较多，易被炒老，须掌握好火候

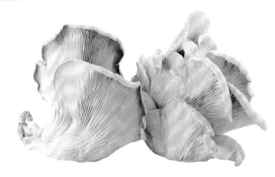

桃红侧耳

　　菌盖初期贝壳形或扇形，边缘内卷后伸展，呈波状，菌肉较薄，带粉红色或近似盖色。

姬菇

　　菇体丛生，菌柄中实，洁白色。菌盖呈灰白色，菌褶白色延生，肉质较嫩。

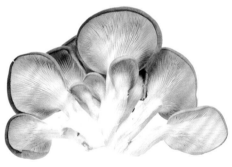

凤尾菇

　　子实体群生至丛生，菇盖表面湿润，小时青灰色，几乎黑色。

佛州侧耳

　　子实体覆瓦状丛生。菌盖低温时白色，高温时带青蓝色转黄色至白色。菌肉稍薄，白色。菌褶浅黄白色。

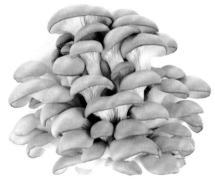

别名：毛柄小火菇、构菌、朴菇、冬菇、朴菰、冻菌、金菇、智力菇
科属：小皮伞科，小火焰菌属

金针菇

　　幼时球形，逐渐平展，过分成熟时边缘皱褶向上翻卷；菌盖呈球形或呈扁半球形，表面有胶质薄层，湿时有黏性，呈黄白色到黄褐色，菌柄基部相连，上部呈肉质，下部为革质，表面密生黑褐色短绒毛；孢子圆柱形，无色。

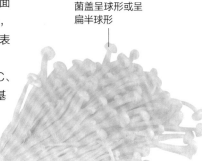

菌盖呈球形或呈扁半球形

孢子圆柱形，无色

◑ 营养分析：含丰富的 B 族维生素、维生素 C、碳水化合物、矿物质、胡萝卜素、多种氨基酸，其丰富的锌含量对儿童的生长发育很有益处。

◑ 生长习性：是一种木材腐生菌，易生长在柳、榆、白杨树等阔叶树的枯树干及树桩上。

◑ 地理分布：全国各地。

◑ 品种鉴别：

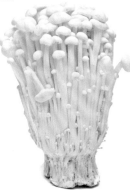

三明 1 号
　　常见栽培品种。出菇快，30 多天即可出菇；栽培周期短，70~80 天便可完成整个栽培周期。产量高，质量好，菌柄粗细均匀，色泽淡。

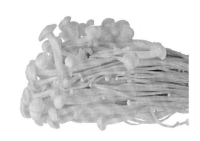

浓色品系 007
　　幼菇菌盖淡黄至黄褐色，菌柄上部色淡，为白色至浅黄色，下部色深，为金黄至暗褐色，密被褐色短绒毛。

食用部位：子实体　小贴士：营养丰富，清香扑鼻而且味道鲜美，是凉拌菜和火锅的上好食材

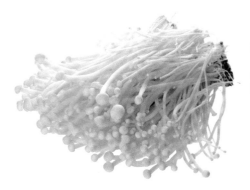

白色品系 F21

　　菌盖内卷，不易开伞。对光线不敏感，即使栽培环境有较强的散射光，子实体通体洁白，有光泽。

杂 19

　　菇体白至浅黄色，下部黄至浅褐色，菌丝生长温度为 3~30℃，最适温为 22~24℃。

苏金 6 号

　　菇体白色至浅黄色至黄色，菌丝最适生长温度为 22~24℃，子实体形成温度为 3~20℃，最适温度为 13~15℃，口感脆爽。

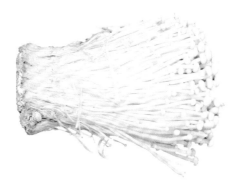

FU088

　　微生物研究所引进选育，菇体纯白色，不易开伞，菌丝生长温度为 3~30℃，最适温度为 22~24℃。

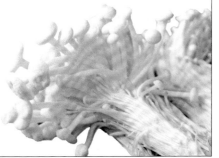

別名：稻草菇、兰花菇、秆菇、麻菇、家生菇、南华菇、草菌、美味苞、脚菇
科属：光柄菇科，小包脚菇属

草菇

子实体未充分成熟时，菌褶呈白色，成熟过程中渐渐变为粉红色，最后呈深褐色；菌丝无色透明，细胞长度不一；菌柄中生，呈圆柱形；菌盖着生在菌柄之上，张开前钟形，展开后伞形，最后呈碟状。

◑ 营养分析：味道鲜美且营养丰富，它含有丰富的粗蛋白和维生素 C，还含有 18 种氨基酸成分，以及磷、钾、钙等多种矿物元素。

◑ 生长习性：生于潮湿腐烂的稻草堆上。夏、秋季多人工栽培。

◑ 地理分布：福建、台湾、湖南、广东、广西、四川、云南和西藏等地。

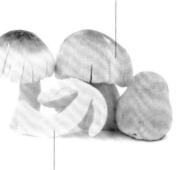

菌盖张开前呈钟形，展开后为伞形，最后呈碟状

菌柄中生，圆柱形

◑ 品种鉴别：

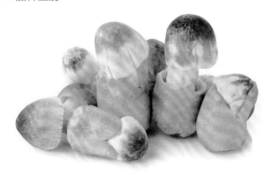

V16、V2、Vt 等号
属中高温中大型种。菇体圆整、均匀，颜色较浅，多丛生或簇生。

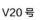

V20 号
鼠灰色，个体较小，属小型种，包被薄，易开伞。

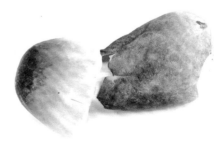

食用部位：子实体 ┃ 小贴士：去杂洗净后炒食、炖食、煲汤均可，也可做火锅底料，味道鲜美

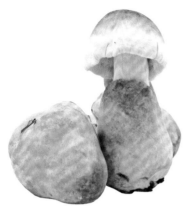

V35 号
　　个体中等偏大，颜色灰白，肉质细嫩，香味较浓，口味鲜美。

V844 号
　　抗低温性能强，菇形圆整、均匀。

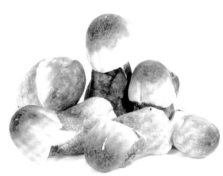

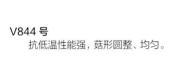

V733 号
　　个体中等，菇蕾灰色或浅灰黑色，卵圆形，优质品种。

GV34 号
　　低温中型种。子实体灰黑色，椭圆形，包被厚薄适中，不易开伞，商品性状好，产量较高，抗逆性强，对温度适应范围广。

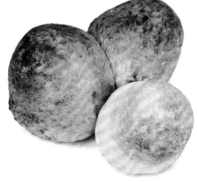

黑木耳

子实体为褐色略呈耳状、叶状或杯状，湿润时半透明，干燥时收缩变为脆硬的角质至近革质；子实层生里面，平滑或稍有皱纹，紫灰色，后变黑色，直径3~10厘米，厚2毫米左右。

🔵 **营养分析**：含蛋白质、脂肪、胡萝卜素、多种维生素以及钙、磷、铁等元素。

🔵 **生长习性**：生长于栎、杨、榕和槐等120多种阔叶树的腐木上，丛生，常屋瓦状叠生。也可以人工栽培。生长需散光、湿润和温暖的环境。

🔵 **地理分布**：河北、山西、内蒙古、黑龙江、江苏、安徽、浙江、江西、福建、台湾、河南、广西、广东、香港、陕西、甘肃、青海、四川、贵州、云南和海南等地。

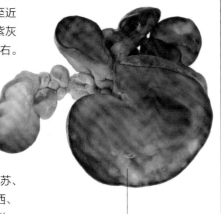

子实体褐色，呈耳状、叶状或杯状

🔵 **品种鉴别**：

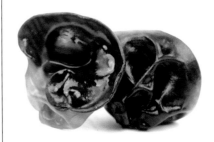

皱木耳

实体一般较小，胶质，耳形或圆盘形，无柄。子实层淡红褐色，有白色粉末，有明显皱褶并形成网格，外面稍皱，红褐色。质地较脆，易收集。

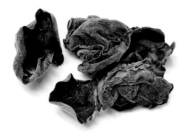

毛木耳

子实体胶质，浅圆盘形，耳形呈不规则形。有明显基部，无柄，基部稍皱。紫灰色，后变黑色。背面长满黄色绒毛，叶片较厚。

食用部位：子实体 | **小贴士**：黑木耳贮藏适温为0℃，相对湿度95%以上为宜

別名：白木耳、雪耳、银耳子
科属：银耳科，银耳属

银耳

　　子实体纯白至乳白色，半透明状，很有弹性，直径5~10厘米，由数片组成，形似菊花形、牡丹形或绣球形；干后收缩为硬而脆的角质，呈白色或米黄色，担子近球形或近卵圆形，有纵分隔。

◎ 营养分析：营养成分十分丰富，是滋补佳品，含有蛋白质、脂肪和多种氨基酸、矿物质，常食用可帮助增强人体的抵抗力。

◎ 生长习性：夏、秋季生于阔叶树腐木上。

◎ 地理分布：四川、浙江、福建、江苏、江西、安徽、台湾、湖北、海南、湖南、广东、广西、贵州、云南、陕西、甘肃、内蒙古和西藏等地区。

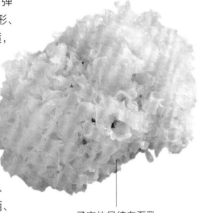

子实体呈纯白至乳白色，半透明

◎ 品种鉴别：

白色银耳
　　白色，半透明，柔软有弹性，形似菊花形、牡丹形或绣球形。干后收缩，角质硬而脆。

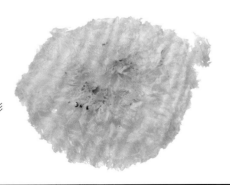

米黄色银耳
　　除了颜色为米黄色之外，其余形态特征与白色银耳相同。

食用部位：子实体 ｜ 小贴士：泡发后应去掉未开发的部分，可凉拌或做汤、做甜品等

别名：杨树菇、茶薪菇、柱状环锈伞
科属：粪伞科，田头菇属

茶树菇

　　子实体单生、双生或丛生，初暗红褐色，有浅皱纹；成熟期菌柄变硬，菌柄附暗淡黏状物，菌环残留在菌柄上或附于菌盖边缘自动脱落。

○ **营养分析：**营养丰富，含有多种人体所不能合成的氨基酸，还含有丰富的B族维生素和钾、钠、钙等物质。

○ **生长习性：**生长于小乔木类油茶林腐朽的树根部及其周围，生长季节主要集中在春、夏之交及中秋前后。

○ **地理分布：**主要生产地为江西广昌县、江西黎川县、福建古田县。

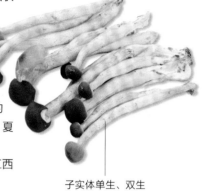

子实体单生、双生或丛生

○ **品种鉴别：**

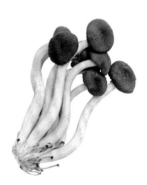

柱状田头菇

　　子实体丛生，菌盖直径为 1~10 厘米，多为 2~5 厘米，初暗褐色，后红褐色，成熟后土黄褐色。柄长 3~15 厘米，中生，纤维质，中实，脆嫩，有薄薄的内菌幕，最后形成菌环，盖肥柄脆，气味清香，鲜美可口。

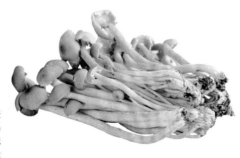

杨树菇

　　子实体中等大小，连生或丛生。菌盖半球形至扁平，中部稍突出，表面光滑，幼时暗红褐色，后渐变为褐色或浅土黄褐色，边缘淡褐色，有浅皱纹。菌肉污白色，中部较厚，边缘较薄。菌褶白色，后变咖啡色，密集。

食用部位：子实体 | **小贴士：**可以炒、烩、烧、炖汤，也可做火锅底料，味道鲜美，脆嫩可口

別名：刺芹侧耳、芹侧耳、芹平菇、干贝菇、雪茸
科属：侧耳科，侧耳属

杏鲍菇

　　杏鲍菇幼时菌盖缘向内卷，成熟后呈波浪状或深裂，菌盖宽 2~12 厘米，初期为拱圆形，后逐渐平展，成熟时中央浅凹至漏斗形，表面有丝状光泽；菌肉白色，无乳汁分泌。

◐ 营养分析：营养很丰富，富含蛋白质、碳水化合物、维生素及钙、镁、铜、锌等矿物质，常食可帮助提高人体免疫力。

◐ 生长习性：属于中低温结实性菌类，子实体发育适宜温度为 10~15℃。

◐ 地理分布：全国大部分地区均有分布。

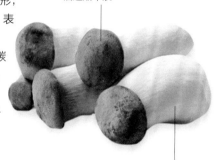

菌盖初呈拱圆形，后逐渐平展

菌肉白色，无乳汁分泌

◐ 品种鉴别：

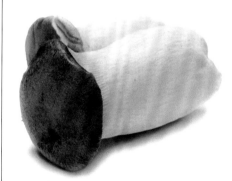

棍棒状菌株
　　子实体棍棒状，菌柄上下粗细均匀，中间和基部无膨大现象。适合出口，价格高，保存期长，但出菇慢，产量较低，易受细菌感染。

保龄球形菌株
　　子实体的菌柄中间膨大，上下较细，形似保龄球。朵形较大，组织疏松，口感较差，产品保存期较短，以内销为主。

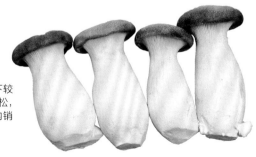

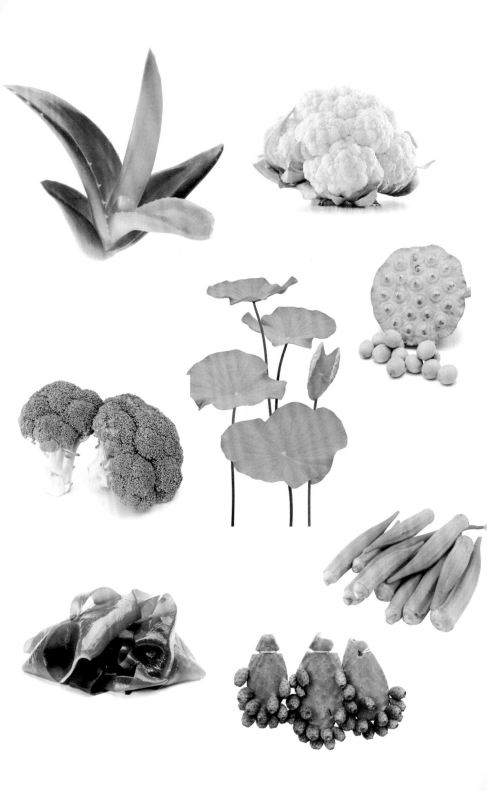

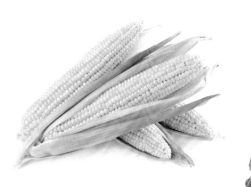

第六章
其他类蔬菜

蔬菜可提供人体必需的多种营养素，
不仅是低糖、低盐、低脂的健康食物，
而且能有效减轻环境污染对人体的伤害，
还可以对某些疾病有预防作用。
有些苔藓类、果籽类蔬菜若烹调方法适当，
更是餐桌上的美味佳肴。

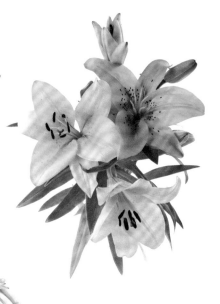

別名：青花菜、绿花菜、绿菜花、绿花椰、美国花菜
科属：十字花科，芸薹属

西蓝花

　　一年或二年生草本植物。根茎粗大表皮薄；叶片中抽出花茎，顶端群生花蕾，紧密群集成花球状，半球形，花蕾青绿色；叶色蓝绿互生，逐渐转为深蓝绿，蜡脂层增厚，叶柄狭长，叶形分阔叶和长叶。

◔ 营养分析：富含蛋白质、碳水化合物、脂肪、矿物质、维生素 C 和胡萝卜素等，维生素 A 含量是菜花的很多倍，钙、磷、铁、钾、锌和锰等含量都很丰富。

◔ 生长习性：在生长过程中喜欢充足的光照，具有很强的耐寒和耐热性。对土壤条件要求不高，但过于贫瘠则植株发育不良。

◔ 地理分布：全国各地均有栽培。

花呈肉质块状，整体很像一个大花朵

根茎粗大表皮薄

叶形分阔叶和长叶，叶色蓝绿互生

◔ 品种鉴别：

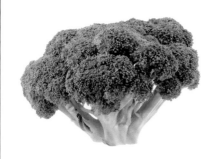

绿王西蓝花
　　植株长势旺盛。主花球大，花球色翠绿，品质脆嫩。

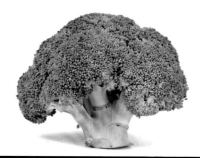

山水绿王西蓝花
　　长势旺盛，半圆形，花球紧密。营养最为丰富。

食用部位：茎叶、花蕾　　**小贴士：** 在烫西蓝花时，时间不宜太长，否则会失去脆感

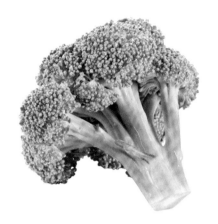

未来绿王西蓝花
　　花球蘑菇状，颜色较浓绿，形状饱满，味微苦。

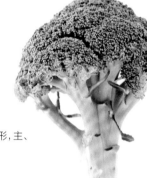

绿带子西蓝花
　　长势旺，品质好，半圆形，主、侧花球兼用。

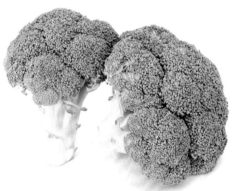

优秀绿王西蓝花
　　花球蘑菇状，顶端较突出，颜色深绿。

绿雄 90
　　半球形且球面整齐，细蕾，单球重约 450 克。

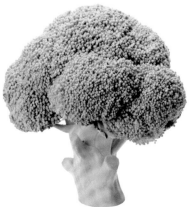

别名：花菜、花椰菜
科属：十字花科，芸薹属

菜花

一年生草本植物，被粉霜。茎直立，有分枝，茎顶端有1个由总花梗、花梗和未发育的花芽密集成的乳白色肉质头状体；基生叶及下部叶长圆形至椭圆形，灰绿色；总状花序顶生及腋生，花淡黄色，后变成白色；长角果圆柱形；棕色种子宽椭圆形。

🔵 **营养分析**：营养比一般蔬菜丰富，含有蛋白质、脂肪、碳水化合物、多种维生素和钙、磷、铁等矿物质，质地细嫩，味甘鲜美，食后极易消化吸收。

🔵 **生长习性**：喜冷凉，属半耐寒蔬菜，既不耐高温干旱，亦不耐霜冻。

🔵 **地理分布**：全国各地均有栽培。

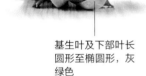

总状花序；花淡黄色，后变成白色

基生叶及下部叶长圆形至椭圆形，灰绿色

🔵 **品种鉴别**：

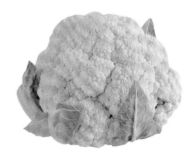

黄色菜花

特色蔬菜新品种，叶片长、生长快、抗病强、适应广。花球端正、黄金色、商品性佳。是胡萝卜素含量高的保健蔬菜，适合生吃拌沙拉，是西式菜馆及高级宾馆消费的名贵稀菜。

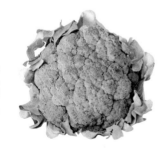

紫色菜花

从日本最新引进的高档、紫色、保健型紫色花菜，花球为艳丽的紫色，甜脆好吃，品质极佳。单球重1千克左右。产量高，适合炒菜、生吃拌沙拉，是西式吃法与高档宾馆消费的名贵新稀菜，也是冷藏出口鲜食及馈赠的稀有佳品。

食用部位：茎叶、花序 | **小贴士**：切片或碎块，煮汤代茶饮，可治酒后身热烦躁、口干口渴

別名：白花芥蓝、卷叶菜、格蓝菜、绿叶甘蓝、佛光菜
科属：十字花科，芸薹属

芥蓝

　　一年生草本植物，具粉霜。基生叶卵形，叶柄长；茎生叶卵形或圆卵形；总状花序长，直立，花白色或淡黄色，花瓣长圆形，有显著脉纹；长角果线形；红棕色种子凸球形，有微小窝点。

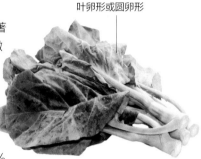

基生叶卵形，茎生叶卵形或圆卵形

◑ 营养分析：含丰富的维生素 A、维生素 C、胡萝卜素、纤维素、钙、蛋白质、脂肪和植物糖类等。

◑ 生长习性：喜温和的气候，耐热性强，喜湿润的土壤环境，以土壤最大持水量80%~90%为适。

◑ 地理分布：广东、广西、福建和台湾等地。

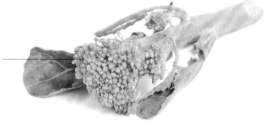

总状花序，花白色或淡黄色，花瓣长圆形

◑ 品种鉴别：

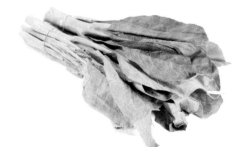

红脚芥蓝
　　潮汕的名优品种，含铁较多，故根脚为红色。

食用部位：花序、茎叶　｜　小贴士：芥蓝在食用时数量不应太多，次数也不应频繁

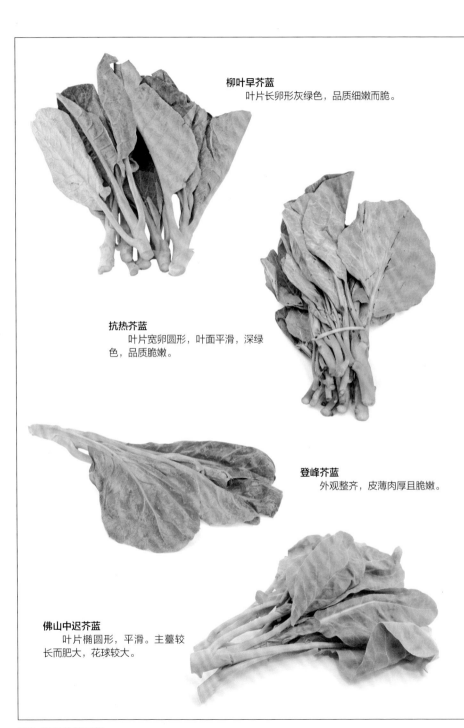

柳叶早芥蓝
　　叶片长卵形灰绿色，品质细嫩而脆。

抗热芥蓝
　　叶片宽卵圆形，叶面平滑，深绿色，品质脆嫩。

登峰芥蓝
　　外观整齐，皮薄肉厚且脆嫩。

佛山中迟芥蓝
　　叶片椭圆形，平滑。主薹较长而肥大，花球较大。

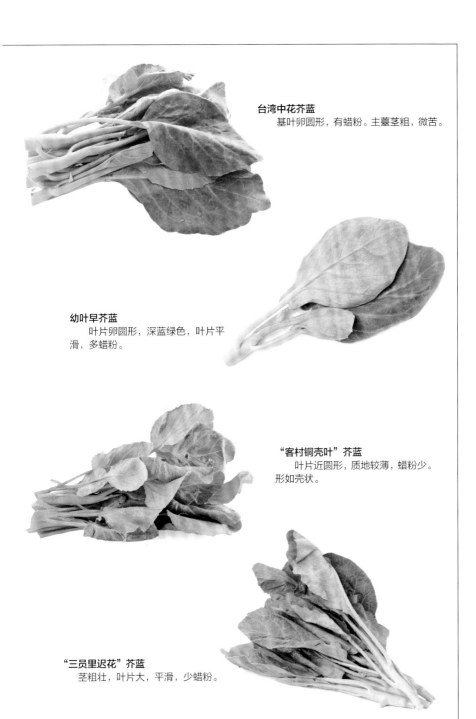

台湾中花芥蓝
　　基叶卵圆形，有蜡粉。主薹茎粗，微苦。

幼叶早芥蓝
　　叶片卵圆形，深蓝绿色，叶片平滑，多蜡粉。

"客村铜壳叶"芥蓝
　　叶片近圆形，质地较薄，蜡粉少。形如壳状。

"三员里迟花"芥蓝
　　茎粗壮，叶片大，平滑，少蜡粉。

黄花菜

多年生草本植物，高30~65厘米。根簇生，根端呈纺锤形；叶基生，狭长带状，下端重叠，向上渐平展，全缘，中脉于叶下面凸出；有花数朵，大，橙黄色，呈漏斗形；蒴果椭圆形，革质；种子黑色，有光泽。

◐ 营养分析：含有丰富的花粉、糖、蛋白质、维生素C、钙、脂肪、胡萝卜素和氨基酸等人体必需的养分。

◐ 生长习性：耐瘠、耐旱，忌土壤过湿或积水，对土壤要求不高，地缘或山坡均可栽培。

◐ 地理分布：全国各地均有分布。

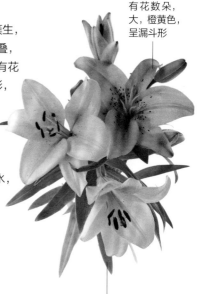

有花数朵，大，橙黄色，呈漏斗形

叶基生，狭长带状，下端重叠，向上渐平展，中脉于叶下面凸出

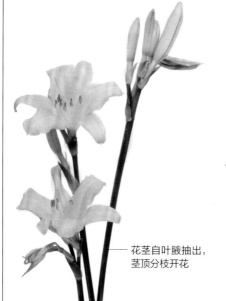

花茎自叶腋抽出，茎顶分枝开花

晒干的黄花菜是一种营养价值高，具有多种保健功能的花卉珍品蔬菜

食用部位：嫩叶、花蕾　　小贴士：鲜黄花菜花蕾有毒，食用前必须在沸水中浸烫去毒

◑ 品种鉴别：

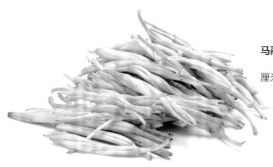

马蔺黄花
　　花瓣 6 片，花药黄色。筒部长 4~5 厘米，干菜身条较粗，内质校薄。

高莛黄花
　　花蕾长 13 厘米，筒部长 3 厘米，嘴部无黑色斑点，花蕾黄色稍带翠绿色。

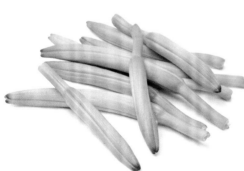

短棒黑嘴黄花
　　花蕾短而粗，嘴部有黑色斑点，花色淡黄，花为褐色。

线黄花
　　花蕾长 10~12 厘米。通身淡黄色，无黑嘴，花瓣 6 片，长 7~8 厘米，花药黄色。干菜身条较细，肉质较厚。

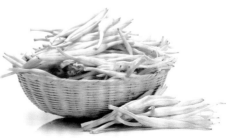

別名：木屐菜、五掌菜、昆布
科属：翅藻科，昆布属

鹅掌菜

藻体为褐色至黑褐色，叶状，革质；两侧羽状分枝，叶缘有粗锯齿，叶面皱褶，柄部呈圆柱形，固着器为分枝的假根。

◎ 营养分析：含有丰富的蛋白质和矿物质，另外，含碘量也十分丰富。

◎ 生长习性：生长于流急浪大的大干潮线以下 1~5 米的岩石上。

◎ 地理分布：产于渔山，福建也有分布，是北太平洋西部特有的暖温带性海藻。

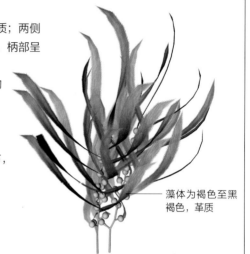

藻体为褐色至黑褐色，革质

食用部位：全株 ┃ 小贴士：可拌饭，做汤，如鹅掌菜煮大豆

別名：海藻、虎茜菜、鹿角尖、海菜芽　科属：马尾藻科，马尾藻属

羊栖菜

藻体为黄褐色，质地肥厚，叶状体的变异很大；羊栖菜的雌、雄异株、异托，生殖托呈圆柱状，顶端钝，表面光滑，基部有柄，单条或少有分枝。

◎ 营养分析：含有丰富的多糖、膳食纤维、B 族维生素、褐藻酸、甘露醇及钙、碘、铁、钾和锌等矿物质。

◎ 生长习性：生长在低潮带岩石上。

◎ 地理分布：北起辽东半岛，南至雷州半岛，均有分布，以浙江沿海地区最多。

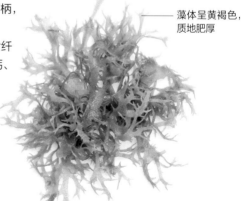

藻体呈黄褐色，质地肥厚

食用部位：全株 ┃ 小贴士：可凉拌或做汤。加入味精、盐、醋、蒜头，以食用调和油拌匀即可

別名：石被、纸菜、海莴苣、海白菜
科属：石莼科，石莼属

石莼

藻体为黄绿色，边缘有波状，有卵形、椭圆形、圆形和披针形，叶片上有形状、大小不一的孔，使叶片分裂成不规则的裂片。

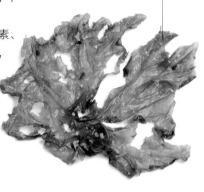

藻体黄绿色，有卵形、椭圆形、圆形和披针形

◐ 营养分析：含有蛋白质、膳食纤维、维生素、有机酸和多种矿物质成分，不但可以入菜，还具有一定的药用功效。

◐ 生长习性：生活于海岸潮间带，生长在海湾内中、低潮带的岩石上。

◐ 地理分布：辽宁、河北、山东和江苏沿海等地。

食用部位：全株 ｜ 小贴士：冬春采收，鲜食或漂洗晒干

別名：巴骨龙、脓痂草、米海苔　　科属：地钱科，地钱属

地钱

其假根只起到固定作用，茎弱小，没有疏导的组织；叶片呈绿色，小而薄，可进行光合作用，吸收水分和无机盐；孢蒴球形，内有孢子及弹丝，成熟后，顶端有不规则开裂。

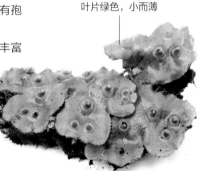

叶片绿色，小而薄

◐ 营养分析：营养丰富，味道鲜美，含有丰富的葡萄糖、果糖、蔗糖、淀粉、多种氨基酸和矿物质，钙质的含量之高是蔬菜中少见的。

◐ 生长习性：生于阴湿土地和岩石上，常见于林内、井边、墙角。

◐ 地理分布：全国各地均有分布。

食用部位：全株 ｜ 小贴士：地钱菜过热水中稍煮，滤干水分，可凉拌、炒食、炖汤

别名：观音掌、霸王树、龙舌、仙巴掌
科属：仙人掌科，仙人掌属

仙人掌

仙人掌的茎下部近圆柱形，上部为扁平肉质，绿色；上部的分枝呈宽倒卵形、倒卵状椭圆形或近圆形；粗钻形刺坚硬，呈黄色；倒刺刚毛暗褐色，直立；绿色叶钻形，长4~6毫米；辐状花黄色，花瓣呈倒卵形或匙状倒卵形；紫红色浆果呈倒卵球形，顶端凹陷，表面平滑无毛；种子多数，呈扁圆形。

花辐状，黄色，花瓣呈倒卵形或匙状倒卵形

茎上部为扁平肉质，绿色

◎ 营养分析：不但具有观赏性，还具有很高的营养价值，含有丰富的维生素、蛋白质、铁等物质，还可入药。

◎ 生长习性：喜强烈光照环境，耐炎热、干旱、瘠薄，生命力顽强，管理粗放，很适于在家庭阳台上栽培。

◎ 地理分布：甘肃、新疆及我国南方等地。

◎ 品种鉴别：

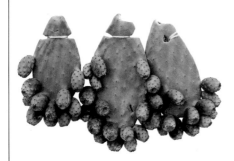

梨果仙人掌
茎为长圆形至匙形，长20~60厘米，厚而平坦，花黄色至橙黄色，花托倒卵形，花瓣长圆形；浆果倒卵状椭圆形，长5~9厘米，先端凹入，有红、紫黄或白色。

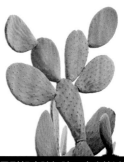

米邦塔仙人掌
肉质绿色、有节、无刺或基本无刺，茎节为扁平状，呈卵形。喜干燥、喜光、喜热。

食用部位：肉质茎 ┃ 小贴士：刺内含有毒汁，人体被刺后，易引起皮肤红肿、瘙痒等过敏症状

别名：卢会、讷会、象胆、奴会
科属：百合科，芦荟属

芦荟

芦荟属于多肉质草本植物，茎较短；叶片肉质肥厚，叶缘疏生刺状小齿，草绿色叶片长渐尖，长达 15~40 厘米。

◎ 营养分析：含有芦荟素、芦荟多糖、芦荟大黄素、芦荟酊等物质，还含有维生素 A、维生素 B₁ 和多种有机酸。

◎ 生长习性：耐旱，怕水渍，喜光照，喜欢生长在排水性能良好、不易板结的疏松土质中。

◎ 地理分布：福建、台湾、广东、广西、四川和云南等地均有栽培。

◎ 品种鉴别：

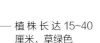

叶常绿，边沿疏生有刺，叶片长渐尖

植株长达 15~40 厘米，草绿色

好望角芦荟
又称开普芦荟，为大型品种，高达 6 米，叶子大而硬，有尖刺，无侧枝，用种子繁殖。

中国元江芦荟
在中国生长于热带地区。肉质肥美，皮如碧玉，心赛水晶，花似火红。

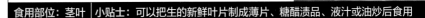

食用部位：茎叶 ┃ 小贴士：可以把生的新鲜叶片制成薄片、糖醋渍品、液汁或油炒后食用

别名：白莲、莲实、莲米、莲肉
科属：睡莲科，莲属

莲子

　　莲的根茎最初细小，具有横走根状茎；叶片圆形呈盾状，有长叶柄，具刺；花单生，花瓣多数为红色、粉红色或白色，为雄蕊；坚果椭圆形、卵形或卵圆形，幼果期果皮为绿色，革质，后转褐色，成熟时呈棕褐色、灰褐色和黑褐色，一端中心呈乳头状突起，深棕色，多有裂口，其周边略下陷。种皮薄，肉质黄白色，有绿色莲子心。

◎ 营养分析：营养丰富，富含蛋白质、多种维生素和矿物质，莲子心还含有多种生物碱。

◎ 生长习性：喜强光，对土质要求不高，喜高温多湿、日照充足又没有强风的地方，生育适温为 20~30℃。

◎ 地理分布：全国各地均有分布。

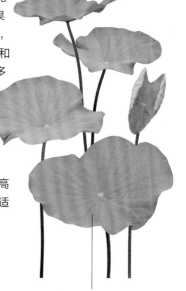

叶片圆形呈盾状，
有长叶柄，具刺

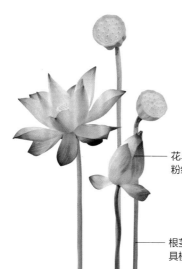

花单生，为红色、
粉红色或白色

根茎最初细小，
具横走根状茎

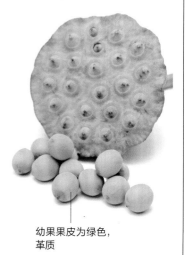

幼果果皮为绿色，
革质

食用部位：果实　小贴士：鳞茎药用时，以个大、肉厚、质坚、色白、粉性足者为佳

別名：榆实、榆子、榆仁、榆荚仁、榆菜
科属：榆科，榆属

榆钱

　　老树皮暗灰色，有不规则的深纵裂，幼树灰褐色或浅灰色，树皮平滑；小枝无毛或有毛，淡黄灰色、淡褐灰色或灰色；单叶互生，呈卵状椭圆形至椭圆状披针形，叶缘多重锯齿，叶面平滑无毛；花两性，紫褐色，聚伞花序簇生；翅果近圆形，少有倒卵状圆形。

◐ 营养分析：营养很丰富，还有一定的药用价值，含有蛋白质、钙、磷等物质。

◐ 生长习性：适应性强，能耐干冷气候及中度盐碱，但不耐水湿。在土壤肥沃、排水良好的冲积土及黄土高原生长良好。

◐ 地理分布：东北、华北、西北及西南各省区。

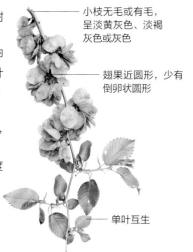

小枝无毛或有毛，呈淡黄灰色、淡褐灰色或灰色

翅果近圆形，少有倒卵状圆形

单叶互生

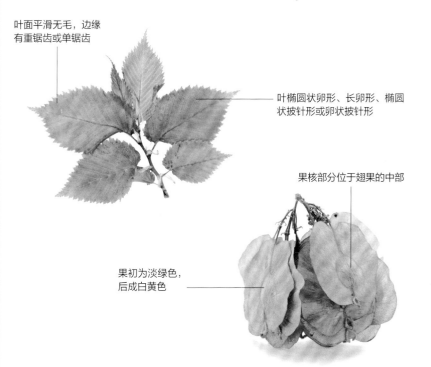

叶面平滑无毛，边缘有重锯齿或单锯齿

叶椭圆状卵形、长卵形、椭圆状披针形或卵状披针形

果核部分位于翅果的中部

果初为淡绿色，后成白黄色

食用部位：果实　｜　小贴士：果实最适宜生吃，也可洗净后与大米煮粥，拌面做成窝窝头

別名：羊角豆、咖啡黄葵、毛茄
性味：性寒，味苦　　繁殖方式：播种

黄秋葵

　　一年生草本植物，株高1~2米，直立生长。
它拥有发达的主根。绿色或暗紫色茎呈圆柱形。
叶为掌状 5~7 回深裂，叶片互生，呈披针形至
三角形，叶缘有不规则锯齿。开黄色花，但花
朵内的基部为暗紫色。长圆形蒴果顶端较
尖，外表皮则有黄色或淡黄色长硬毛。

◑ **功效主治**：嫩叶、果实入药，幼果中
含有一种黏性物质，可助消化，治疗胃
炎、胃溃疡，并可以保护肝脏及增强人
体耐力。花、种子和根对恶疮、痈疖有疗
效，有一定的抗癌作用。

◑ **习性**：喜温暖、怕严寒，耐热力强。

◑ **分布**：全国各地均有。

◑ **饮食宜忌**：黄秋葵属于性味偏于寒凉的野
菜，胃肠虚寒、胃功能不佳或经常腹泻的人不
可多食。

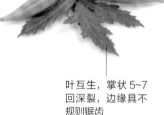

叶互生，掌状 5~7
回深裂，边缘具不
规则锯齿

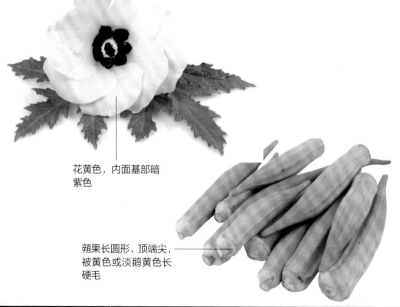

花黄色，内面基部暗
紫色

蒴果长圆形，顶端尖，
被黄色或淡鹅黄色长
硬毛

食用部位：嫩叶、果实　小贴士：嫩叶可凉拌、热炒、油炸等，烹饪之前须在沸水中烫几分钟

別名：包谷、苞米、棒子
科属：禾本科，玉蜀黍属

玉米

　　玉米的叶子在茎两侧互生，叶子窄而长，边缘呈波状，叶片呈线形至线状披针形，先端渐尖；苞上有玉米粒，一颗颗集在一起；谷穗外被多层叶包裹，称作包皮；玉米须初为白色，后变成粉红色，成熟后变成褐色。

◐ 营养分析：含有丰富的亚油酸、维生素 B$_2$、维生素 E、叶黄素等成分，经常食用，对人体有很大的益处。

◐ 生长习性：喜温暖环境，种子发芽的最适温度为 25~30℃，耗水量大。

◐ 地理分布：吉林、河南、山东、浙江、福建、云南、广东、广西、河北、安徽和新疆等地。

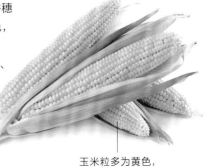

玉米粒多为黄色，间或有红、紫等色

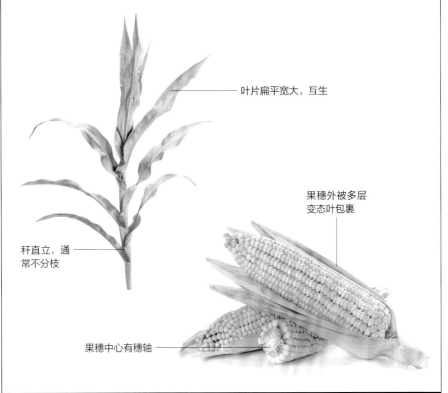

叶片扁平宽大，互生

秆直立，通常不分枝

果穗外被多层变态叶包裹

果穗中心有穗轴

食用部位：种子 ┃ 小贴士：以苞大、籽粒饱满、排列紧密、软硬适中、质糯无虫者为佳

别名：江白菜、昆布
科属：海带科，海带属

海带

　　革质藻体为褐色呈长带状，长 2~6 米；藻体分为固着器、柄部和叶片；固着器假根状，柄部粗短，呈圆柱形，柄上部为宽大长带状的叶片。

◐ **营养分析**：营养价值很高，低热量、高蛋白质，还含有丰富的矿物质，尤其是碘的含量丰富，具有一定的药用功效。

◐ **生长习性**：海带生长的海区要求水流通畅，水质肥沃，安全系数高。

◐ **地理分布**：黄海、渤海附近海域。

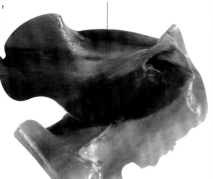

藻体褐色，长带状，革质

海带干燥后变为深褐色、黑褐色，上附白色粉状盐渍

叶边缘较薄软，呈波浪褶

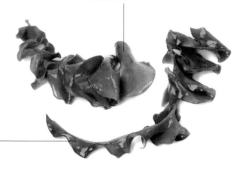

叶片似宽带，梢部渐窄

食用部位：全株 | **小贴士**：既可凉拌，又可做汤。食用时应当将浸泡的水和海带一起下锅做汤

别名：乌菜、紫英
科属：紫球藻科，紫菜属

紫菜

　　紫菜的藻体为紫红色或青紫色，呈卵形或长卵形；基部为圆形或心脏形，边缘光滑无皱褶；细胞单层，里面含有一个星状色素体。

◎ 营养分析：营养非常丰富，含有蛋白质、胡萝卜素和维生素 B_2，还含有丰富的钙、磷、铁等物质，可谓是蔬菜之冠。

◎ 生长习性：多生长在中潮带岩石上，2~3 月为其生长盛期。

◎ 地理分布：辽宁、山东、江苏、浙江和福建等地。

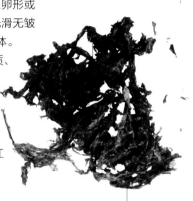

藻体紫红色或青紫色，卵形或长卵形

食用部位：全株 | **小贴士：**不论做汤、面、拌饭、水饺，都可以在上面撒一些紫菜丝来调味

別名：聪明菜、美容菜、健康菜、绿色海参　　科属：翅藻科，裙带菜属

裙带菜

　　裙带菜为一年生，呈黄褐色，叶绿为羽状裂片，叶片比海带薄；孢子呈黄褐色，形似破碎的芭蕉叶扇，分化为固着器、柄及叶片三部分。

◎ 营养分析：营养丰富，粗蛋白的含量甚至高于海带，另外还含有多种维生素和矿物质，是深受欢迎的健康蔬菜。

◎ 生长习性：生长在大海中的裙带菜，总是规范地重复着固定的生长周期和繁殖周期。

◎ 地理分布：辽宁的旅顺、大连、金州，山东青岛、烟台、威海，浙江舟山群岛等地。

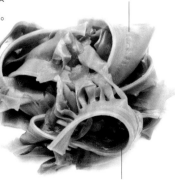

孢子体黄褐色，外形很像破的芭蕉叶扇

叶绿呈羽状裂片，叶片较海带薄

食用部位：全株 | **小贴士：**做汤，可与鱼类、牛奶、小麦等一起煮食，也可煮熟后加糖凉拌

索引

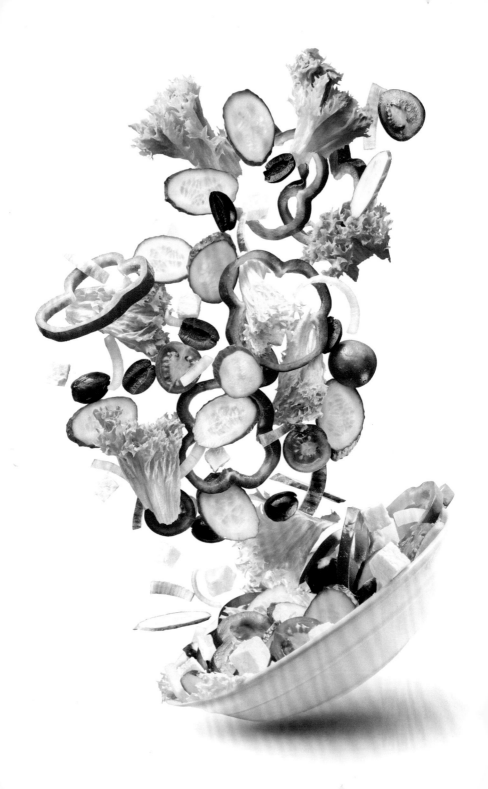